中医经典古籍集成（影印本）

读过伤寒论（下）

陈伯坛 撰

李剑 张晓红 选编

SPM 南方出版传媒

广东科技出版社

·广州·

图书在版编目（CIP）数据

读过伤寒论：全3册／陈伯坛撰．—影印本．—广州：广东科技出版社，2018.4
（中医经典古籍集成）
ISBN 978-7-5359-6881-4

Ⅰ．①读…　Ⅱ．①陈…　Ⅲ．①《伤寒论》—研究　Ⅳ．①R222.29

中国版本图书馆CIP数据核字（2018）第045272号

读过伤寒论（下）
DUGUO SHANGHANLUN（XIA）

责任编辑：吕　健　苏北建
封面设计：林少娟
责任校对：陈　静
责任印制：彭海波
出版发行：广东科技出版社
（广州市环市东路水荫路11号　邮政编码：510075）
http：//www.gdstp.com.cn
E-mail：gdkjyxb@gdstp.com.cn（营销）
E-mail：gdkjzbb@gdstp.com.cn（编务室）
经　　销：广东新华发行集团股份有限公司
印　　刷：广州一龙印刷有限公司
（广州市增城区荔新九路43号1幢自编101房　邮政编码：511340）
规　　格：889mm×1 194mm　1/32　印张16　字数320千
版　　次：2018年4月第1版
2018年4月第1次印刷
定　　价：398.00元（上、中、下）

陈伯坛 撰

读过伤寒论

（卷十至卷十八）

据广州中医药大学图书馆藏民国十九年（一九三〇年）陈养福堂木刻本影印

張仲景傷寒論原文

讀過傷寒論卷十

新會陳伯壇英畦著

男萬駒
受業鄧羲琴
林清珊
仝校

少陽篇豁解

少陽之爲病。口苦。咽乾。目眩也。

少陽病三字爲註家口頭禪。誤在認太陽柴胡證作少陽柴胡證。於是舉凡柴胡證牽入少陽病。不知少陽病時柴胡證已罷過半矣。其罷而續在者。不過前此未盡柴胡之長。留此似有似無之柴胡證耳。誠以柴胡證未罷。仍是太陽正病。卻非少陽病。柴胡證若罷。又是太陽壞病。不成少陽病。與其謂柴胡主治少陽之爲病毋寧謂柴胡能令少陽不爲病。太陽篇服柴胡已渴者屬陽明。不曰渴者屬少陽。顯見柴胡湯能打消未來之少陽病。下文屬少陽曰胃和則愈。不曰與柴胡則愈。又顯見少陽病已類似過去之柴胡證。大抵柴胡湯全爲少陽未病而設。少陽無病則活動在兩旁。其位側。少陽有病則桎梏在當中。其形豎。柴胡湯用以轉在旁之少陽。非用以轉當中之少陽也。試觀太陽種種柴胡證。有口苦咽乾目眩三證乎。無有也。抑先受柴胡之賜。而反具口苦咽乾目眩三證乎。無有也。吾得而斷之曰。少陽不病則已。病則與柴胡湯相得若相失。以其無力以禦邪。而慣於避邪。中風則避邪於心包。藉手厥陰爲保障。故兩耳無聞三證具。傷寒則避邪於胃府

○○藉足陽明爲保障○○故頭痛發熱二證具○○避邪仍不免受邪○○中風傷寒雖未著○○而病形已不可掩○○故特書少陽之爲病○○病在標陽不敵○○則本氣之火病○○形諸於口曰口苦○○火炎作苦也○○本氣不敵○○則中見之風木病○○形諸於咽曰咽乾○○風能乾物也○○形諸於目曰目眩○○木主動眩也○○忽然豎起少陽之氣化如直竿○○一若不容柴胡之左旋右轉者然○○恐瞬息殆燎原盡矣○○差幸三焦爲氣之所終始○○一陽之剝也易○○一陽之復亦非難○○且少陽屬腎○○腎上連肺○○金水之令行○○斯木火之邪解○○少陽自有更新之餘地也○○非必倚賴在柴胡○○然有柴胡又聊勝於無也○○若誇耀柴胡之價值○○則市矣○○

少陽中風。兩耳無所聞。目赤。胸中滿而煩者。不可吐下。吐下則悸而驚。

少陽病當然是傷寒。從太陽發於陰而來。陰來陽受也。若不俟太陽之間接。少陽直接其邪。是以陽受陽。風者陽之稱。故特書少陽中風。與陽明中風同一劇烈。緣陽明少陽標陽本亦陽。與邪之陽相抵觸。則陽盛無制也。何以無口苦三證耶。少陽遁則氣化退。初時之形狀已過去矣。得毋兩耳中風耶。非也。少陽絡耳而屬腎。腎通氣於耳。導其氣者少陽。卽傳其聲者少陽。耳乃少陽所司。少陽支脈入耳中也。少陽不知所往。聲音自不知所來。無所用其聞。則失聰矣。幸非兩目無所見。。目銳眥叉手足少陽所終始。。必所見如故。。一陽纔有復始之機也。。惜目不眩而赤。。邪餤顯爲宗脈之障。。少陽猶未還入目中也。。且胸中滿。。邪塞少陽之來路。。便絕少陽之去路。。上焦不通。。少陽尙能下膈乎。。惟有依附心包而已。。以其因滿而煩。。煩處即少陽之所在。。無反抗力圖鬱而爲煩。。有睛助力亦迫而爲煩也。。壓抑全在胸中。。吐下可乎。。結胸有吐法。。胸滿無吐法。。結胸有下法。。胸滿無下法。。結則邪聚。。滿則邪散也。。吐下豈徒去邪未盡哉。。牽動手少陽則悸。。連及足少陽則悸而驚。。援少陽適以伐少陽。。不如勿藥之爲得。。然則坐待其斃乎。。熱雖甚不死。。不死先便宜於少陽○○一陽寄生於一陰○○厥陰無恙在○○則少陽無恙在○○其託庇心包者○○借同根爲棲止○○未始非少陽之智也○○耳聾微聞時○○則復回原狀矣○○設與柴胡又何若○○少陽之力不足以行柴胡○○無柴胡其病亦衰○○少陽之邪未嘗不畏柴胡○○得柴胡而病益衰○○疑柴胡者過○○譽柴胡者亦過也○○

傷寒○○脈弦細○○頭痛○○發熱者○○屬少陽○○少陽不可發汗○○發汗則譫語○○此屬胃○○胃和則愈○○胃不和則煩而悸○○

傷寒未經發汗○○頭痛發熱者○○非太陽病證不罷而何○○吾疑其未嘗屬少陽也○○以其無口苦咽乾目眩三證○○且少陽病亦無頭痛發熱二證也○○得毋屬陽明耶○○陽明祇

有發熱無頭痛。手足不厥者頭不痛也。就令不屬陽明但屬胃。亦蒸蒸發熱耳。無頭痛也。無如其脈弦細。象一陽初氣之脈。爲少陽病脈無疑。脈屬少陽。而證不屬少陽。雖謂其病一無所屬可也。仲師一若舍其證而憑其脈。直斷之曰屬少陽。嚴禁之曰少陽不可發汗。少陽主樞。無表可發。少陽本火。無汗可發也。正告之曰發汗則譫語。譫語乃胃不和之明徵也。少陽亦譫語耶。得毋餘邪又不屬少陽而轉屬胃耶。非也。少陽屬胃則如此。寒邪屬胃亦如此也。少陽爲走避寒邪之故。不能屬腎故屬胃。寒邪爲窮追少陽之故。既屬少陽又屬胃。屬胃則無所復傳。不離乎屬少陽也。何以上條不屬胃耶。上條陽邪在胸中。少陽在胸下。未嘗明言屬少陽。亦未明言不屬少陽。髣髴藕斷絲連之少陽病。少陽安能脫離胸中以屬胃。餘邪安肯舍棄胸中以屬胃乎。何以上條禁吐禁下不言汗。本條不言吐下獨禁汗耶。中風當有汗。禁汗不待言。傷寒當無汗。禁汗為要着也。何以陽明篇有曰可發汗。又曰宜發汗耶。寒邪屬此非屬彼。彼有彼之屬陽明不屬胃。此有此之屬少陽且屬胃也。大抵少陽并入於胃中。則當留其汗液。和胃以和邪。陽明篇三陽合病。亦曰發汗則譫語。辭同義亦同也。然則不以汗解耶。胃和則汗和。少陽受五穀之賜。當然微似有汗愈。胃不和必汗未和○○邪無汗解○○蟄汗則煩○○汗不勝邪○○畏邪則悸○○煩悸是不得汗之原因○○柴胡證未爲罷○○譫語是誤發汗之原因○○柴胡證顯然罷○○獨是柴胡證之煩悸則如彼○○少陽病之煩悸卻如此○○少陽不可以寸○○柴胡殆直尺矣乎○○小建中則主悸而煩矣○○柴胡獨主煩而悸乎○○與柴胡則胃氣因和○○吾非薄柴胡而不用○○特用以敷衍少陽病之胃氣○○未免小知柴胡耳○○且微和胃氣有小承氣湯在○○何多讓於柴胡乎○○汗出少者爲自和○○不藥亦有自和之希望○○汗出多者爲太過○○柴胡敢尾多汗之後乎○○

本太陽病不解○○轉入少陽者○○脇下鞕滿○○乾嘔○○不能食○○往來寒熱○○尚未吐下○○脈沉緊者○○與小柴胡湯○○

太陽篇柴胡證條下○○不云乎邪氣因入乎○○邪入而正氣不與之俱入○○太陽少陽分界之處○○即正邪分爭之處○○於是發生種種太陽柴胡證○○若正邪一齊入少陽○○是本太陽病入少陽○○少陽未嘗病也○○以其入少陽而非屬少陽○○以其太陽病不解非病解○○則亦依然太陽病而已○○太陽何以公然入少陽耶○○因少陽之樞一轉○○則卷之以入○○少陽雖欲卻太陽而不得○○太陽雖欲拒少陽而不能也○○其樞爲主動○○轉入少陽者也○○夫病所在少陽○○則少陽主也○○太陽客也○○病證是太陽○○又太陽主也○○少陽客也○○太陽證仍在○○則柴胡證仍在可知○○書脇下鞕滿○○正氣化爲鞕○○邪氣充爲滿也○○陽明病脇下鞕滿且

與小柴。況太陽病不解乎。彼條不大便而嘔。本證乾嘔不能食。嘔與乾嘔。皆少陽之轉力使之然。特不大便則物有餘。欲嘔則嘔。不能食則物有限。不嘔之嘔也。太陽柴胡證因胸脇苦滿而嘔。陽明柴胡證因上焦不通而嘔。本證胸中無可嘔。上焦無可嘔也。太陽柴胡證之嘔。不過不欲食。陽明柴胡證之嘔。卻非不能食。本證未嘗不欲食。當然不欲嘔。正惟不能食。是以不能嘔也。陽明柴胡證無往來寒熱。太陽柴胡證之往來寒熱。是正邪分爭之寒熱。撥動其樞則往來寒熱。本證之往來寒熱。是樞轉其邪則寒。樞轉其正則熱。轉而復轉。故往來寒熱也。此雖與柴胡證若離合。

而其爲無病之少陽則一也。。曰尚未吐下。。言外正恐其吐下。。吐則手少陽絶於下。。下則足少陽絶於上。。爲柴胡證罷。。柴胡湯固可惜。。太陽病尤可惜也。。未吐下則太陽之病脈猶存在。。浮緊是太陽病在表之脈。。沉緊是太陽病在裏之脈。。太陽柴胡證曰脈雖沉緊不得爲少陰。。則脈雖沉緊不得爲少陽。。可類推也。。上條少陽病脈弦細。。正與太陽病脈沉緊示區別。。屬少陽則少陽病脈無沉緊。。入少陽則太陽病脈不弦細。。已劃然也。。曰可與小柴胡湯。。又與上文不與小柴胡湯示區別。。柴胡與無病之少陽最相得。。與有病之少陽未必盡相得也。。何以不去大棗加牡蠣耶。。鞕滿與痞鞕不同其界綫。。痞鞕

是邪入正不入○○各有畔界○○牡蠣界水濱而生○○取其劃
分涇渭也○○鞕滿則正邪均在少陽之界內○○小柴胡湯自
泛應不窮矣○○

若已吐下○○發汗○○溫鍼○○譫語○○柴胡證罷○○此爲壞病○○
知犯何逆○○以法治之○○

本條看似除卻柴胡證罷○○無少陽壞病○○除卻柴胡證○○
無少陽病也○○何以不冠少陽病三字乎○○曰若已吐下○○
語氣明明承上尚未吐下句轉落本條○○蓋謂尚未吐下則
太陽柴胡證仍在○○若已吐下則太陽柴胡證不在云耳○○
加以發汗溫鍼譫語○○更無絲毫柴胡證○○故曰柴胡證罷
○○仍指太陽而言○○故曰此爲壞病○○不曰此少陽壞病○○

同是壞病。彼條曰桂枝不中與。已爲桂枝證惜。未盡了卻桂枝也。本證則了卻柴胡。尤爲柴胡證惜。柴胡證與桂枝證之比較。桂枝久持於柴胡。柴胡深入於桂枝。桂枝證壞。與少陽無關係。柴胡證壞。與少陽有關係。彼條觀其脈證。便知何逆。發汗吐下溫鍼之逆。無非逆太陽。非波及少陽。本條不在乎脈證。當知何逆。吐下發汗溫鍼之逆。不獨逆太陽。且波及少陽。彼證無譫語。本證有譫語故也。彼條隨證治證。無少陽以爲之梗。轉機尚易。本條隨證治證。有少陽以爲之梗。轉機則難也。曰以法治之。太陽篇治法具在。復以法變通其成法。爲能守法者授其意。非與不能師其意者言法也。。獨是上文一則吐下悸而驚。。一則發汗煩而悸。。即加温鍼亦譫語耳。。非壞病也。。何本病獨壞耶。。本條無少陽中風四字。。無屬少陽三字也。。無少陽病安得有少陽證。。正見壞病不在少陽之已病。。而在少陽之未病。。則柴胡湯主治太陽病。。可免少陽病。。其理益明也。。本條非窮少陽之流弊。。乃爲少陽病追前一層立案。。假令得柴胡而太陽病已解。。柴胡之功早告成。。毋庸顧慮少陽病。。倘與柴胡而少陽病或見。。柴胡之功必未竟。。毋庸吐棄柴胡湯也。。若遇誤吐誤下諸逆。。破壞柴胡。。柴胡告終之日。。即少陽末路之時。。將欲求正式之少陽病而不得。。柴胡尚有價值乎。。

三陽合病○○脈浮大○○上關上○○但欲眠睡○○目合則汗○○

三陽合病○○得毋太陽病表○○陽明病裏○○少陽病半表裏耶○○夫使三陽皆受病○○直是三分其病耳○○分病何得謂合病乎○○合病云者○○太陽陽明縮入少陽一方面○○三面合爲一面病也○○太陽陽明又掩卻少陽一方面○○三層合爲兩層病也○○不然○○胡獨見太陽之浮脈○○陽明之大脈○○不見少陽之弦細脈乎○○可知少陽之脈○○隱寓於浮大之中○○惟脈浮顯出其不浮○○惟脈大顯出其不大○○且上關上○○更顯出關上未嘗浮○○乃不浮之上浮○○關上未嘗大○○乃不大之上大○○是少陽脈作沉小論可也○○要皆不當其位之脈○○雖謂太陽之脈未嘗浮○○陽明之脈未嘗大

○○亦無不可也○○以脈浮而太陽不能開○○脈大而陽明不能闔○○就令少陽脈且浮且大○○亦不能轉樞以代太陽之開陽明之闔也○○兩陽圈入少陽勢力之範圍○○實則三陽俱陷於無勢力之範圍○○不書自汗出○○其明徵也○○雖然○○彼陽樞不能轉者○○其陰樞未始不能轉也○○少陽屬腎○○爲少陰之相○○陽樞固其專職○○陰樞亦其兼職也○○特陽樞必起坐而後轉○○開目行陽○○直接出汗○○三陽之大快也○○陰樞必眠睡而後轉○○合目行陰○○間接出汗○○非三陽之大快也○○其不但坐但欲起○○而但欲眠睡者○○不過莫可如何之變計耳○○孰意目合則汗○○汗則目開○○目開則合病如故○○無汗亦如故○○徒令少陽日奔命於陽樞

陰樞之地。眠睡之私願不能償。少陽亦疲矣哉。少陽爲寒邪所操縱。三陽亦爲寒邪所操縱。雖非專屬少陽。甚於屬少陽矣。與白虎湯可乎。陽明篇之三陽合病。少陽猶託庇於陽明。與白虎無牴觸。本條之三陽合病。少陽不能託庇於陽明。如之何以白虎震驚少陽乎。卽小柴亦無聊之作。惟祝其嗜臥以自愈而已。無專方也。

傷寒六七日。無大熱。其人煩躁者。此爲陽去入陰故也。

傷寒六七日。未經誤吐誤下誤汗誤温鍼。殆愈矣乎。未愈則少陽遁矣。夫使頭痛發熱。是少陽屬胃。猶藉陽明之庇也。。無如其無大熱。。熱邪客於少陽之部分。。而不具少陽之脈證。。顯見餘邪之遺燼復燃。。少陽則不知其何往矣。。殆亦其人之少陽不受邪。。餘邪雖欲屬少陽而不得。。看似便宜於少陽。。其人則大吃虧耳。。書其人煩躁。。陰陽不煩躁。。而其人煩躁。。陰在陽不煩。。陽在陰不躁。。獨其人頓失陰陽之次序。。故其人有其人之煩躁。。得毋陽氣怫鬱在表耶。。曰此爲陽去入陰。。陽何以去。。爲邪未去之故。。彼不去而此去。。陽何以入。。爲邪未入之故。。彼不入而此入。。故曰陽去入。。不曰邪去入也。。得毋少陽屬腎。。入陰卽入腎耶。。非也。。入腎則歸宿於腎。。若魚水之和。。無煩躁也。。入陰則流散於陰

○○若迷途之遠○○故煩躁也○○夫少陽相陰而治○○爲陰中之少陽○○臥則入陰者其常○○又相陽而治○○爲陽中之少陽○○起則出陰者亦其常○○其人習慣少陽之出入而不覺○○何煩躁之於有○○無如其去也回不回未可必○○其入也出不出未可必○○試問三陽之離合○○可以失一乎○○少陽去必連帶太陽陽明以俱去○○緣三陽二陽皆託始於一陽○○而根起於足陰○○名曰陰中之陽○○倘或三陽脫離其身半以上之陽位○○去入其身半以下之陰位○○與夕陽西下何異乎○○吾知其人如在長夜之中也○○得毋去入厥陰耶○○少陽與厥陰合○○勢必與太陽陽明離○○對於厥陰則相得○○對於兩陽則相失○○少陽必不久留○○又有出而復去

之憂矣○○出而去○○難望其再入而復來○○去而入○○猶望其復來而再出○○是入厥陰似少陽之幸○○出厥陰恐非少陽之福也○○大抵少陽之入無止境○○由於少陽之去是窮途○○不明言太陰少陰厥陰○○而渾言之曰入陰○○卽去將安適之謂耳○○然長此以往○○必陽道實而爲虛○○陰道虛而爲實○○更虛更實○○縱日以柴胡相餽餉○○恐深入之陽○○未易呼之欲出也○○邪去斯出矣○○去邪未始不藉柴胡之力○○而少陽所以復出之故○○仍有熟路可循也○○少陽根起於竅陰○○其初從陰道而來○○遂從陰道而去○○去路卽少陽之來路○○則入路卽少陽之出路○○非轉徙於無何有之鄉也○○且陽入之陰則靜○○靜而之陰者○○亦動而之

陽。。陰氣盡則夜半少陽起矣。。其人雖煩躁。。而待時而動之少陽。。祇有少安而已。。少陽如餘邪何。。餘邪又如少陽何。。

傷寒三日。。三陽爲盡。。三陰當受邪。。其人反能食而不嘔。。此爲三陰不受邪也。。

首句看似指傷寒一日太陽受之。。二日陽明受之。。三日少陽受之也。。次句看似指少陽受病之日。。爲傳盡三陽也。。既一日一傳矣。。豈非隨病隨畢乎。。何以素問不曰三日少陽病衰。。而曰九日少陽病衰乎。。可知病愈當以經盡爲期。。三日又六日。。至九日。。不離乎六日以上之數也。。書傷寒三日。。指太陽受病之第三日。。六日之半者也。曷云三陽爲盡耶。紀日者不過陰陽之符號耳。陰陽之數起於一。統於六而盡於三。所謂半歲陽氣盡。半歲陰氣盡者。非三六得一百八十之數乎。以周歲例六日。則三日三周其六經。已盡三六一十八之小數。非陽盡數而何。以三陽名者。如陽卦之三爻。一日盡一爻。則三日盡矣。陽盡則陽病已殺。有變陰之象。推之陰病三日則陰盡變陽。亦猶是也。三陽盡而少陽證不見。故不曰少陽病三日。而冠以三陽之傷寒。三陽即太陽之稱也。然書三日不書四日。是三陽盡而一陽猶未盡。一陽即少陽之稱也。一陽位於三陽之末。適肖三陽之盡頭。與三陰相直接。尤爲過渡餘邪之捷徑。故曰三陰當受邪。玩當字。又可知素問以四日五日六日定三陰受邪之次者。皆當然之理。非必然之勢也。且本條渾言之曰三陰。何嘗限定太陰受之乎。三日明明少陽當受邪。偏說三陰受邪爲應當。豈故與素問兩岐哉。其人有其人之受邪不受邪。便有其人之留邪不留邪。非食古不化者所能活看也。假如出三日太陽病未畢。期諸七日太陽復始。自與素問七日太陽病衰相符也。假如至三日少陽病始成。例以七日少陽復始。亦與素問九日少陽病衰相符也。又如三陰受邪。無非相去七日。而至十日十一二日。則四五六日云者。大抵推類而盡之詞耳。詎必連類而及之病乎。一日受邪。。二三日不受邪者有其人。。二日受邪。。三四日不受邪者有其人也。。特其人反能食而不嘔。。爲素問所未言及。。所謂多食則遺者非歟。。乃不曰三陽不遺邪。。而曰三陰不受邪。。三陰篇未有云其人反不能食而嘔也。。似未足徵明其不受邪也。。就令少陽受邪。。亦不能以一食一嘔爲證據。。上文乾嘔不能食。。仍是太陽病不解入少陽。。非屬少陽也。。獨傷寒嘔不能食屬陽明。。反是可爲陽明受邪之反證。。何來說入三陰乎。。吾謂長沙實喜其少陽不受邪。。蓋必其人胃氣和而後能食而不嘔。。胃和不特無少陽諸見證。。卽三日以前。。可見陽明不受邪。。則三日以後。。當然三陰不受邪。。且乾嘔不能食之太陽柴胡證已過去。又適符太陽病三日已之例。不獨三陰無邪之可受。三陽亦無邪之可受也。不言少陽。正結束少陽。並結束三陽。明言三陰。雖撇去三陰。實起下三陰也。舉受邪不受邪以爲例。則傳經之說愈破矣。受不受權在三陰。何在乎傳。設傳而後受。則不容不受。卽不受亦傳矣。三陰三陽爲寒邪所必歷。有是理乎。素問熱論無傳字。此尤不待辨而明者也。

傷寒三日。少陽脈小者。欲已也。

書傷寒三日。正少陽受邪之日。宜其太陽脈不見。而少陽脈獨見。顯與素問三日少陽受之相吻合。假令脈弦細。豈非九日纔少陽病衰乎。異在脈不大而小。彼陽明病非傷寒三日。陽明脈大哉。經謂獨小者病。獨大者病。得毋陽明得熱則張。故張而大。少陽得寒則縮。故縮而小耶。非也。陽明所受者大。餘邪之大勢未去。脈大證亦大。少陽所受者小。餘邪之大勢已去。脈小證亦小也。彼條不曰二日陽明脈大。則不止三日。其病未已不待言。本條不曰四日少陽脈小。則不俟四日。其病始已不待言也。獨是諸小者陰陽形氣俱不足。安有不足之小脈。得病在三日。失病亦在三日耶。吾謂少陽雖受邪。而少陽自若。與不受邪無異。不書屬少陽三字可知也。蓋脈小非其細已甚之詞。乃少陽之本象。少字从小。小字从亅从八。取一亅始見始可分別之義也一陽初復如小陽春之初至猶帶寒意也少頃則陽和四布非欲已而何素問熱論已字凡六見又曰其滿三日者可泄而已其未滿三日者可汗而已安知少陽脈小非汗泄使之然乎或未經汗泄三陽盡而陽邪將盡者尤意中事故雖傷寒不自少陽始卻自少陽止不自三日始亦自三日止已者中止之謂也然則欲已非欲愈耶正惟三日太陽病未愈幸在少陽不病故能已太陽之病非弦細之少陽脈可立待其欲已也倘或三日太陽病未已就令少陽不病不能愈太陽之病必徵緩之太陽脈纔徵明其欲愈也七日愈者乃太陽之自愈少陽不

得有其功。三日已者。非太陽之自已。少陽得與有其功也。

少陽病欲解時。從寅至辰上。

少陽旺於寅卯。退於辰。正旺邪自衰。本論凡病解皆在旺時。獨少陽解病之時。尤為黃金時刻。非恐三陰遽受邪也。恐陰不升則陽不降。無升降便無晝夜。所謂因於寒。欲如運樞者。將廢而不舉也。且以少陽之細小。必不堪久病之纏。況發汗吐下之誤。在所不免乎。彼屢患少陽病者。縱今日不死於少陽。異日當死於厥陰。緣厥陰病少陽先死者實多數也。少陽病祇有汗吐下三禁。無方治。長沙之遠慮。已露於言表矣。

醫家往往易視少陽病。。意謂柴胡湯如操左券。。幸而奏效。。大都太陽柴胡證未罷。。否則少陽帶有少許柴胡證。。恰與欲解時相湊合耳。。何可以少陽柴胡證五字欺病人乎。。

讀過傷寒論卷十少陽篇豁解終

張仲景傷寒論原文

讀過傷寒論卷十一

新會陳伯壇英畦著

男萬駒
受業鄧義琴
林清珊
仝校

太陰篇豁解

太陰之爲病。。腹滿而吐。。食不下。。自利益甚。。時腹自痛。。若下之。。必胸下結鞕。。

太陰爲開。。太陽亦爲開。。太陽之開之動機在太陰。。太陰之開之動機在太陽。。太陰病非陽明所能闔者。。陽明從太陰者也。。非太陽不能開者。。太陰配太陽者也。。下文桂枝證凡三見。。寧減大黃芍藥。。而不拘拘於加味之當行。。太陰可作太陽觀也。。四逆證僅一見。。祗宜服四逆輩。。而不拘拘於一湯之主治。。太陰非可作少厥論也。。誠以太陰之爲病。。異在胃氣弱而脾氣不弱。。太陰之脈布胃中。。病形亦布於胃中。。彼太陽陽明曰脾約。。換言之則太陽太陰當胃約矣。。書腹滿。。陽明腹滿半由胃家實。。本證腹滿不關脾家實。。不特下文脾實無腹滿二字。。且腹滿而吐。。實則不吐。。吐則非實也。。況食不下。。顯見邪氣上衝於嗌。。而非內結於脾。。太陰脈絡於嗌。。故拒食者嗌也。。書自利。。少陰多半是下利。。既曰吐則曰利。。厥陰僅一條欲自利。。卽不吐亦曰下利。。蓋陰邪屬臟之利爲下利。。不屬臟之利爲自利。。下篇自利而渴屬少陰。。不屬臟之明徵也。。假令下利非自利。。厥陰下利至甚則主死。。太陰下利益甚獨生乎。。正惟自利益甚。足徵病形之未甚。緣太陰之氣化猶存在。而後自利益甚無變遷也。特利甚則腹氣傷。傷則痛。時腹自痛者。經所謂氣傷痛也。此非無暫安時之痛狀。有不痛時纔有痛時。須臾之頃亦爲痛。亦非不由自主之痛狀。不因邪痛故曰自痛。寒氣不多亦爲痛。時痛與陽明腹滿痛之比較。彼證有躁屎無自利。腹痛與少陰心下痛之比較。本證有自利無清水。誰復下之耶。自利益甚時未必下。第恐未益甚時。若以爲未得快利而下之。設非太陰病。必下之利不止矣。差幸太陽與太陰相匹耦。其氣化不墜於地者。皆太陽之開力繫之耳。獨是廣明之下。名曰太陰。胸下非廣明乎哉。太陰之前○○名曰陽明○○陽明非爲闔乎哉○○乃因誤下之故○○轉令太陰依附陽明爲末路○○爲其闔不爲其開○○闔則結○○結則鞕○○結者太陰之邪○○鞕者太陰之氣○○病形似與結胸痞證相髣髴○○而陷胸瀉心不中與○○陷胸針對胸上非胸下○○瀉心針對胸下之心下也○○然闔者開之機○○陽明太陽尚非中斷○○必俟兩陽布令○○庶化結鞕爲和柔○○長沙不立方○○安能爲誤下者恕乎○○

太陰中風○○四肢煩疼○○陽微陰澀而長者○○爲欲愈○○

太陰亦中風耶○○太陽中風是發於陽○○太陰無標陽爲感召○○從何中風耶○○陰脈不長則陰不成陽○○陰脈長則陰極成陽○○足脈之長周於腹○○臟脈之長周於手○○聯合諸

陽爲一氣。標陰之標卽陽矣。以陽召陽則風先入。風者寒之陽也。以陰召陰則寒先入。寒者寒之陰也。陰則縮。不能直接寒之寒。故傷寒有轉屬。陽則伸。能直接寒之風。故中風無轉屬。厥陰篇獨無屬厥陰三字者。厥陰太陽本自不聯屬。且不順接手足諸陽。不同少陰太陽相中見。太陰太陽相匹耦也。傷寒姑勿論。中風則三陰篇各有其一。爲絕無僅有之病形。寧闕太陰傷寒四字而不書。特書太陰中風。與少陰中風厥陰中風相並提。與三陽中風一對照也。風勢趨外。故不襲太陰之腹地。祇竄擾其四肢。宜其無腹滿諸證。而煩疼則爲中風證所無。惟風溼相搏。始骨節煩疼耳。

太陰溼土主四肢。。與風性微有牴觸。。亦宜乎煩疼。。尚非掣痛其骨節。。故第覺四肢煩疼而已。。微澀又不宜於中風脈。。太陽病脈微爲未欲解。。太陰病在陰。。則陽氣微於上。。當然脈微。。陰中得陽病。。又陰氣不微於下。。故陽微陰不微。。獨脈濇乃留邪之脈。。內經脈濇曰痹也。。四肢凝滯其血。。致脾脈不灌於四旁。。病在陰者名爲痹。。豈非與溼痹無異哉。。然脈不濇四肢何至於煩疼乎。。假令陰長而不濇。。是蔓延之長脈。。邪氣牽引陰氣未可知。。否則陰濇而不長。。是凝泣之濇脈。。邪氣間斷陰氣未可知。。惟風性善入而不遽出。。中央之氣導之而出。。斯脈愈長愈形其濇。。脈愈濇愈覺其長。。長則氣治。。

短則氣病。濇脈縱未愈。長脈爲欲愈矣。何以少厥中風卻非長脈耶。少陰爲二陰。厥陰爲一陰。當然不及太陰之長。三陰脈長固難得。得二陰之浮亦不易。得一陰之浮尤不易。二陰陰浮便是陽。一陰陰浮尚有不浮者在。必且微且浮。纔與太少之陽相媲美也。何以少厥又四肢無恙耶。三陰中風皆病在陽。四肢是太陰之陽部。非少厥之陽部。少厥所以有陽病無陽證。猶乎三陰皆陰部。而中風非陰病。太少厥所以祗有陽脈無陰證也。

太陰病欲解時。從亥至丑上。

亥子丑。巳午未之對也。夜半而陰朧。卽日中而陽朧之循環耳。陽生於子。太陰病解於丑。陰也而未來之太陽已兆矣。陰生於未。太陽病解於未。陽也而未來之太陰亦兆矣。重陰必陽。重陽必陰。太陽應時而旺。則太陰亦旺。太陰應時而旺。則太陽亦旺。以太陽主外。太陰主內。對待流行者也。

太陰病。脈浮者。可發汗。宜桂枝湯。

書太陰病。得毋太陰證悉具耶。非也。首節腹滿而吐。言證不言脈。下文太陰爲病則脈弱。但見續自便利一證且脈弱。則證具決非脈浮可知。書脈浮。殆太陰證不見。特以脈浮二字示彀率也。得毋手足自溫之脈浮耶。脈非浮而緩。亦不明言繫在太陰。乃純然太陰病也。本論脈浮不勝書。從何確定其爲太陰病耶。吾謂不獨太陰脈浮無見證。即少陰厥陰之脈浮。亦未嘗載及見證也。有陰證當然無脈浮。有脈浮當然無陰證。觀少陰中風而後陰脈浮。厥陰中風而後脈微浮。則浮脈之難得又可知。獨太陰非中風而得浮脈。比少厥略爲優勝耳。蓋浮爲陽脈。脈法凡陰病見陽脈者生。陽病見陰脈者死。浮脈在三陽爲見慣。在三陰則希罕矣。然則太陰病作太陽病觀可乎。知陽者知陰。知陰者知陽。正惟其無太陽諸見證。對觀之纔審出其病在陰。正惟其無太陰諸見證。細診之纔審出其脈之陽。陰病脈浮。與陽病脈浮有間也。曰可發汗。何以少陰厥陰脈浮條下。不曰可發汗耶。陰不得有汗。惟太陰脈尚灌於四旁。發汗庶幾其可也。何以上條太陰中風不發汗耶。三陰中風無汗法。中風病在陽。必三陽之陽微。而後三陰有中風。汗之恐與微陽有牴觸也。何以本條發汗又宜桂不宜麻耶。桂枝湯先闔太陽而後開太陽。拍合太陽太陰之動力。旋以太陰之開開太陽也。調用之則非拍合太陰太陽。卻打通太陰太陽。還以太陽之開開太陰也。桂枝雖太陽主方。實則太陽太陰相維相繫之通方也。不過桂枝治太陽。必轉運一番纔得汗。則利用其汗解。非利用其發汗。桂枝治太陰。非轉運一番始得汗。則不利用其汗解。正利用其發汗

○○麻與桂之比較○○麻黄專爲解表用○○能發太陽不開之汗○○不能發太陰汗也○○桂枝本爲解肌用○○能解太陽已開之汗○○自能發太陰汗也○○非髣髴太陽表證仍在之病形○○乃髣髴太陽外證未解之病形○○麻黄豈中與哉○○

自利不渴者屬太陰○○以其臟有寒故也○○當溫之○○宜服四逆輩○○

本條看似與少陰示區別○○自利而渴屬少陰○○自利不渴屬太陰○○二語幾成鐵案也○○獨是少陰篇自利者五○○不言渴者四○○四不渴證何以不撥入太陰乎○○其他厥陰欲自利者一○○太陽葛根證黄芩證自下利者二○○雖無不渴字○○亦無渴字也○○舉凡自利未嘗渴○○謂自利而渴屬少

陰則可○○謂自利不渴屬太陰○○未免空言矣○○上文自利益甚不曰渴○○下文續自便利不曰渴○○就如暴煩下利不曰渴○○本篇無論自利下利渴字闕不書○○屬太陰三字何消說耶○○乃申言之曰以其臟有寒故也○○其故愈求而愈晦○○屬太陰則太陰有寒耳○○其臟無寒也○○既曰其臟有寒○○何以不屬臟而屬太陰耶○○彼下焦虛有寒則屬少陰矣○○曷嘗曰其臟實有寒乎○○少陰位處下焦○○太陰位處中焦○○毋寧謂中焦虛有寒○○猶易曉也○○中下二焦與其臟有分別○○下焦有寒不主温○○中焦何待於温乎○○又曰當温之○○温者温其臟也○○如曰太陰當温○○則自利益甚當温○○續自便利當温○○太陰病舍温裏藥無治法○○桂枝

等湯尚成問題乎。。且曰宜服四逆輩。。設當行大黃芍藥將何若。。四逆輩能替代大黃芍藥否乎。。凡四逆輩證無非臟有寒。。凡四逆輩證條下無渴字。。祇有下利字無自利字。。胡不質言之曰下利不渴屬臟寒乎。。然而贅矣。。以篇幅無多之太陰病。。有此通套話頭哉。。吾求其故而不得。。吾三復上下文。。而知太陰病無所謂屬臟也。。下條脾家實不曰脾家寒。。末條胃氣弱不曰脾氣陷。。顯非屬臟之明徵。。蓋屬臟當曰其臟寒。。臟已化寒臟下利。。不屬臟第曰臟有寒。。臟未化寒臟自利也。。假令其臟無寒。。而太陰有寒。。又非純然屬太陰矣。。上條太陰有寒則脈浮。。浮爲在外。。無異太陰屬太陽。。下兩條一則太陽繫在太陰○○繫而不去則非屬○○一則本太陽病屬太陰○○本病尚在則屬未盡屬○○故必寒邪圈入其臟之範圍○○纔是屬太陰○○其不爲屬臟之下利○○而爲不屬臟之自利者○○寒邪爲太陰所提攝○○故隨地氣以上升耳○○久之太陰之開力稍懈○○餘邪將沈於中土之下○○恐非太陽之開力所能援○○其臟縱不受邪○○而他臟受邪○○自利未畢而下利者有之○○與其下利時行四逆○○不如自利時行四逆○○治未病勝於治已病也○○本論自利無服四逆之條○○本篇亦無四逆證發生○○下文下利日十餘行○○且與四逆證無涉○○可知四逆輩不同四逆湯之嚴○○守其法不必泥其方○○卽行四逆亦毋庸歸功於四逆○○四逆湯爲臟寒下利

而設。非僅爲有寒立方。尤非爲自利立方也。

傷寒。脈浮而緩。手足自溫者。繫在太陰。太陰當發身黃。若小便自利者。不能發黃。至七八日。雖暴煩下利日十餘行。必自止。以脾家實。腐穢當去故也。

本條反託上條耳。句調與陽明篇有異同。同是書傷寒。彼條以陽明爲主觀。本條以太陰爲主觀也。太陰太陽病皆脈浮。特浮而緩則浮脈爲緩脈所持。是束縛者其證。而纏綿者其脈。殆太陰太陽合一之脈者歟。徵諸手足。觀太陰之開與未開。便知太陽之開與未開矣。太陰開則土氣直貫於四旁。手足諸陽不自覺其溫。太陰不開則土氣不灌於四旁。手足諸陽自覺其溫。無陰則陽獨○○自者獨也○○不曰身溫但曰手足溫○○顯非太陽之邪氣令其溫○○非太陽之陽氣令其溫○○乃太陰太陽放棄其手足○○一若手足自手足○○故曰自溫也○○曰繫在太陰○○太陰太陽若離合○○本相維相繫者也○○繫而曰在○○是有合而無離○○太陽不在太陽之分際○○而在太陰之分際矣○○陽明篇曰是爲繫在太陰○○對繫在陽明而言○○本證無轉繫○○是爲二字故从省○○要其形容太陰太陽之未開則一也○○太陽先開則太陽解其繫○○身上猶帶太陰之本色○○陽明故曰身當發黃○○太陰先開則太陰解其繫○○身上頓失太陽之本色○○本條故曰當發身黃○○當黃而黃○○非不當黃而黃○○溼色勝寒色也○○若寒勝則水王○○

水道通而小便自利者。非黃從小便去也。小便自小便。中土無制水之能力。溼氣不能越過寒水之經。致令太陽不能發出太陰之黃色。太陽無力開太陰。太陰不能發現太陽之黃色。太陰無力開太陽。至七八日靜極而動。端賴陽明爲轉移。太陽轉開爲闔。是陽明繫太陽。則大便鞕而下利證不具。陽明反闔爲開。是陽明不繫太陰。則下利而大便鞕證不具。大便鞕不書暴煩。陽明之悍氣不暴動故不煩。下利則特書暴煩。陽明之悍氣暴動故煩也。其不爲太陰之自利。而爲陽明之下利者。太陰臟氣實則邪不能容。必假胃府爲去路。太陰之前曰陽明。太陰之脈又布胃中也。何以下利日十餘行耶以久繫之邪緩行入胃非數更衣而餘邪不盡勿遠行四逆輩也雖暴煩下利必自止也且有腐穢在非有鞕便在緣胃家不實而脾家實實者氣入溼氣收入則脾實而不行不能爲胃磨其水穀泌汁糟粕無以别非熟腐成鞕之物質乃自腐成穢之物質腐穢之積與宿食無異安得無十餘行之多乎曰腐穢當去腐穢盡而脾氣猶存在去之不動脾腐穢盡而胃氣亦存在去之不動胃也不行四逆未必有去而不留竟行四逆勢必復留而不去上條自利宜四逆爲未來之病形進一步想本條下利不宜四逆爲現在之病形退一步想也

本太陽病。。醫反下之。。因而腹滿時痛者。。屬太陰也。。桂枝加芍藥湯主之。。大實痛者。。桂枝加大黃湯主之。。

太陰病則太陽不病。。以其既屬太陰也。。若太陰不病太陰之病。。而病太陽之病。。是本太陽病屬太陰。。以太陽病證未罷。。正頭項强痛之時。。醫不汗之而反下之。。是移太陽之痛狀。。印入太陰。。寒邪不激刺太陽之頭。。則激刺太陰之腹矣。。太陰不自痛。。因太陽之痛以爲痛。。尚非痛無已時。。故曰因而腹滿時痛也。。名爲屬太陰。。實則太陰病中純是太陽之遺病。。太陰未嘗受邪也。。惟太陰之本氣。。則不能不受邪。。太陰之脈布胃中。。假令太陰受邪。。必腹滿而吐諸證具。。奚止腹滿乎。。太陰之氣主腹中。。假令太陰之氣不受邪。。時腹自痛證亦具。。奚至不自痛而痛乎。。蓋陰氣存物者也。。寒溼二氣又相得者也。。二氣相得之痛。。故時痛時不痛。。二氣相搏之痛。。故腹痛非自痛。。此殆其氣有寒屬太陰。。與其臟有寒屬太陰有分別。。彼證是脫離太陽之病其病陰。。溫之預治陰病之化寒。。本證未脫離太陽之病其病陽。。不溫之正為陽邪之化實。。氣實與脾家實亦有別。。上條未經誤下。。則脾氣靜而翕。。未嘗以溼氣納寒氣。。脾實便無容邪之餘地。。本條已經誤下。。則腹氣動而闢。。是猶以溼氣召寒氣。。腹滿便有容邪之餘地。。故雖太陽之邪非盡屬太陰。。而太陽之桂枝證。。已盡屬太陰矣。。上條不行桂枝者。緣太陰太陽合爲一。無可開之機在不能發黄。本條太陰太陽分爲二。有可開之機又在不發黄。身不黄可以徵明太陰之氣實。太陰雖開。亦無可發之黄。誠以太陽之邪氣。合太陰之正氣結於腹。太陰太陽亦無如之何。祇有隱忍其氣實而至於滿。氣傷而至於痛已耳。與陽明腹滿痛有異者。陽明腹滿痛無時字。大都痛之時多。不痛之時少。陽明之痛有物質。太陰之痛無物質。陽明有下法。太陰無下法也。陽明非用桂枝以去實。但用桂枝以解表。太陰用之。則解內兼解外。加芍藥大黄者。除其着耳。獨是本草經芍藥條下有腹痛二字。芍藥主痛有明文。大黄條下無腹痛二字。大黃主痛無根據也。況大實痛乎。勿疑爲實而大痛也。乃痛不大而實大。大實與不大實之比較。陽明腹大滿不通。正形容其未實。實則極其量不過燥屎五六枚。何至於大。不大之實實在質。大實之實實在氣也。實形布滿於腹謂之大。大實則非堅實可知。加味何取乎。然或加或減。總以桂枝湯之如量不如量以爲衡。毋以兩可之見。貽誤桂枝也。方旨詳註於後。

桂枝加芍藥湯方

桂枝三兩　芍藥六兩　甘草二兩　生薑三兩　大棗十二枚擘

右五味。以水七升。煮取三升。分温三服。

桂枝加大黃湯方

即前方加大黃二兩。

桂枝湯爲太陰太陽之通方。。雖太陽有太陽之桂枝證。。太陰有太陰之桂枝證。。兩證可作一證看。。桂枝證二而一也。。若本太陽之桂枝證。。翻作太陰之桂枝證。。一證仍作兩證看。。桂枝證又一而二也。。本證如單獨主桂枝。。桂枝湯可以收後效。。就令不加芍藥大黃。。邪解而痛漸止也。。如變通主桂枝。。桂枝湯可以收捷效。。無論加芍藥與大黃。。痛止而邪自解也。。蓋芍藥主邪氣腹痛。。桂枝方內已足盡芍藥之長。。未有再三服桂枝而病不解之理。。特芍藥破堅積。。大黃破積聚。。加而又加者。。開之令其破。。不如破之令其開耳。。妙在桂枝能行使芍藥大黃。。芍藥大黃聽命於桂枝也。。獨是芍藥之力似稍遜於大黃。。大黃恐非芍藥所能馭。。加一不加二。。芍藥無推諉。。加一復加二。。大黃必爭先矣。。何貴乎多一附屬品耶。。此又芍藥行使大黃。。大黃聽命於芍藥。。芍藥本桂枝之佐。。大黃又桂枝芍藥之使也。。何以不單行桂枝加大黃湯耶。。加芍藥湯是鍼對太陽之本邪。。如法行桂枝。。假太陰之開力開太陽。。加大黃湯是鍼對太陰之屬邪。。變法行桂枝。。假太陽之開力開太陰也。。何以無腐穢耶。。脾家不實。。自能爲胃行津液。。何腐穢之有。。有腐穢則不攻亦下。。即下亦止。。無腐穢則下之無可下。。當攻之如未攻。。惟有納芍藥於桂枝湯之範圍。。爲欲攻不攻之第一法。。納大黃於桂枝芍藥湯之範圍。。爲攻而不下之第二法。。實則舍桂枝外無別法也。。

太陰爲病。。脈弱。。其人續自便利。。設當行大黃芍藥。。宜減之。。以其人胃氣弱。。易動故也。。

上條屬太陰不得爲太陰病。。太陰不受邪。。故不書太陰病。。有時不受邪而亦病。。謂爲太陰病不得。。故書太陰爲病。。以其不爲現在病。。當爲未來病也。。證據在脈弱。。脈弱分明胃氣弱。。胃氣不足以養臟氣。。臟氣將瀉而不存。。就令今日不自利。。難保明日不便利。。他人不便利。。難保其人不便利。。非必自利益甚也。。於大便之中自覺其利。。勿謂便利顯非由自利而來。。大便雖斷。。無難續自便利也。。與開始自利不渴者不同論。。與七八日暴煩下利者不同論。。惟腹滿時痛則有欲自利之端倪。。其人無禁制大便之能力。。轉瞬而續自便利者意中事。。如欲防患於未然。。不當行大黃芍藥則已矣。。設當行大黃芍藥。。與其急於治痛。。毋寧忍痛須臾。。權宜而減之。。單行桂枝湯之爲得也。。不曰去之曰減之者。。桂枝原有芍藥三兩。。恐人誤用桂枝去芍藥湯。。則痛無已時也。。蓋非芍藥與其人有牴觸。。加大黃芍藥有牴觸耳。。非大黃芍藥與人人有牴觸。。獨其人與大黃芍藥有牴觸耳。。以其人胃氣弱。。豈盡人胃氣弱乎。。胃不弱而後脾不弱。。脾受氣於胃。。腹受氣於脾。。腹氣卽臟氣之動而變

○○太陰爲之主○○脾氣卽臟氣之靜而存○○胃氣爲之養○○動者不必使之靜○○陰氣不動不起亟也○○靜者不能令其動○○陰氣不靜不神存也○○邪氣不干動脾氣者○○邪入腹不入臟也○○藥氣不干動脾氣者○○藥入胃卽入腹也○○無如其入因利傷胃氣之故○○不能行使胃氣爲舟楫○○藥力必沉而亂竄○○腹氣已動反難動○○脾氣未動反易動○○壁壘者其腹○○朽腐者其脾故也○○動則易而制動難○○況一面便利一面動○○尤非四逆輩所能收拾乎○○

讀過傷寒論卷十一太陰篇豁解終

張仲景傷寒論原文

讀過傷寒論卷十二

新會陳伯壇英畦著
男萬駒 受業鄧羲琴 林清珊 仝校

少陰篇豁解

少陰之爲病。。脈微細。。但欲寐也。。

太陰之後。。名曰少陰。。少陰之前。。復有厥陰。。少陰之上。。更有太陽。。皆籠罩其陰於太衝之地。。而莫可端倪也。。少陰爲雌者也。。獨寐時纔現少陰之隱相耳。。蓋寐後陰用事。。陰樞治則陽氣斂。。可從表面上體察少陰。。寤後陽用事。。陽樞治則陰氣藏。。不能從表面上體察少陰也。。若明明不寐而幻作已寐之形。。此非少陰本來無病之面目。。乃少陰之爲病也。。觀其脈微。。無顯豁狀。。

脈細。無壯濶狀。則少陰之窮蹙可知。書但欲寐。與多眠睡相髣髴。異在息不鼾。與但欲眠睡相髣髴。異在目難合。何爲苦苦欲寐耶。推其病情。儼欲爭回其轉樞之特權。排擠外邪也。無如欲寐而不能寐。是陰樞爲寒邪所操縱。少陰無如之何也。此特舉其易見者言耳。少陰病形之具。往往具於無形。然以微細之脈形出其欲寐之證。已漸入於無形之域矣。

少陰病。欲吐不吐。心煩。但欲寐。五六日。自利而渴者。屬少陰也。虛故引水自救。若小便色白者。少陰病形悉具。小便白者。以下焦虛有寒。不能制水。故令色白也。

同是少陰病。首條何其簡。本條何其贅耶。既曰少陰病。又曰屬少陰。長沙無此論調也。胡不删卻一句耶。既具少陰之病情。便有少陰之病形矣。病形悉具句。又何消說耶。吾謂正惟少陰之病之形具。而後不爲少陰危。正惟始則少陰病。繼則屬少陰。而後可爲少陰幸也。不然。下文死不治之少陰病。何嘗具此病形乎。何嘗一則曰少陰病。再則曰屬少陰乎。書少陰病。尚未確定其屬少陰也。不屬少陰臟纔是屬少陰。屬臟則氣化無受邪之餘地。少陰不成問題者也。然則未屬少陰以前之病形又何若乎。書欲吐。言吐不言利。差幸免於利。曰不吐不曰復不能吐。且幸免於吐。書心煩。言煩不言躁。又不至於躁。曰但欲寐不曰不得臥寐。不至於不寐。此得病之始。先具將屬少陰之病形者非歟。至五六日陰經已盡。少陰更有起色矣。書自利。自利與下利之比較。下利是寒邪下陷其氣化。從大便而亡。自利是氣化行使其餘邪。從二便而去。陰邪爲虐曰下利。少陰爲政曰自利也。餘邪聽命於少陰。當然爲陰樞所轉移。實指之曰屬少陰也。不屬臟也。屬臟其臟寒。臟寒則不渴故也。何以篇內下利之渴僅一見。自利而渴亦一見耶。寒固不渴。不寒未必渴。不虛固不渴。虛仍未必渴也。惟能引水自救之虛則宜乎其渴。不能引水自救之虛則無所用其渴。即渴亦非氣化與水澤相涵濡。。究於虛狀無裨補。。下文豬苓湯證是也。。蓋非水能救虛也。。虛能受水。。足以供氣化之求。。以氣行水。。故曰引水。。以少陰救少陰。。故曰自救也。。苟窮於自救而乞靈於水。。彼下文四逆輩證之虛何待言。。試問一杯水能替代四逆等湯否乎。。且凡四逆輩證無渴字。。夫豈水漿概不入口哉。。特君火沉淪。。於是四肢逆。。方且引火自救之不暇。。遑暇引水乎。。不獨此也。。所有四逆輩證無小便色白四字也。。源不潔者流不清。。水火混淆。。安得小便之白。。若小便色白者。。顯見引水乃天然之挹注。。正如甘霖之潦。。水到渠成者也。。氣化之洋溢可想矣。。從五六日後統計以前之病形。。

在本條爲少陰病形悉具者。在本篇爲少陰病形獨具矣。雖然。引水自救之故則已明。小便色白之故似難喻也。小便色白者。非下焦實有寒。乃下焦虛有寒。瞬息便無寒矣。少陰與下焦何涉耶。少陰位處下焦者也。下焦分清濁而主出。陰邪假下焦爲出路。於是少陰有寒而無寒。下焦無寒而有寒。總言之曰虛有寒。舉下焦可以例少陰也。假令下焦實有寒。則化熱者寒。有眞熱之色制水色。小便無從白。否則其臟實有寒。則重寒者熱。有假熱之色制水色。小便亦無從白。是小便白又足徵其臟之不寒。故與水氣無牴觸。勿徒歸功於水也。水不能制小便之赤色令其白。必小便無醞釀之熱色。邪色不能制水。故令色白也。此與厥陰病異而同。彼證小便色白此熱除。本證小便色白爲寒去。皆以小便之白不白爲標準。與太陰病又同而異。彼證其臟有寒屬太陰。本證其臟無寒屬少陰。則以自利之渴不渴爲標準也。

病人脈陰陽俱緊。反汗出者。亡陽也。此屬少陰。法當咽痛。而復吐利。

書病人。以少陰病轉具太陽之病脈。反具太陽之病形。看似未屬少陰也。脈陰陽俱緊。非太陽傷寒之脈哉。乃不曰不汗出。而反汗出。是太陽脈不變而形變。異在太陽篇脈緊無汗出字樣。陰陽俱緊脈更無反汗出字樣也。。其汗必非陰陽自和之汗。。皆由陽不密不能固其汗。。汗不密亦不固其陽。。亡汗者陽。。亡陽者汗也。。脈中之陽雖存在。。脈外之陽無存在。。殆太陽之根本未亡而枝葉亡。。太陽亦無辜矣哉。。獨是太陽脈微弱不可發汗曰無陽。。少陰脈微不可發汗曰亡陽。。脈微脈微弱有汗禁。。脈緊無汗禁也。。況太陽篇脈浮緊明明兩主麻黃。。一主大青龍耶。。胡未經發汗而有亡陽之痛耶。。汗出不傷陽者病在陽。。彼屬太陽不屬陰。。汗出反傷陽者病在陰。。此屬少陰不屬陽也。。夫使陰病而非得陰陽俱緊之陽脈。。無論汗出不汗出。。太陽已無存在之餘地。。緣少陰之上。。名曰太陽。。太陽根起於至陰。。名曰陰中之陽○○舉凡少陰病大都不利於太陽○○明指之曰亡陽○○陽氣猶易復○○不明指之曰亡陽○○陽氣未必易復○○又不能舉此以例彼也○○彼有彼之屬少陰○○此有此之屬少陰也○○蓋必太陽少陰相維繫○○而後尺脈緊而見陽○○寸脈緊而見陰○○可知緊脈乃少陰之牽動力使之然○○汗出乃太陽之反動力使之然○○亡太陽者少陰也○○非太陽也○○少陰不亡○○賴有陰中之陽在○○太陽之亡○○因有陽中之陰在○○不便宜於太陽○○而便宜於少陰○○亟望長沙之立法矣○○本篇緊脈無治法也○○下文脈緊七八日○○明曰必自愈○○則本證之自愈不待言○○陰病見陽脈者生○○何庸立法乎○○惟有莫之致而致○○莫之爲而爲之法○○病人且

莫名其妙也。曰法當咽痛而復吐利。咽喉者水穀之道也。在喉嚨之後。其下爲少陰太陽之畔界。餘邪爲太少所不容。必上衝於咽。太陽之氣衝咽喉。氣高邪自高也。何以咽痛耶。有少陰之脈在。則覺其痛。手少陰脈從心系上挾咽也。胡爲復吐利耶。水穀之精氣。能克復少陰所在地。則邪從吐利去矣。少陰由勝而復。太陽因剋而復。復字有數義存焉也。此爲下文種種咽痛吐利之陪客。他證有法便有方。本證無方卽是法也。何以亡陽尚不加意耶。太少之病以脈爲前提。脈法如操左券矣。論內無陽有死證。亡其陽有死證。亡陽無死證也。

少陰病。。欬而下利。。譫語者。。被火氣劫故也。。小便必難。。以强責少陰汗也。。

少陰何以不得有汗乎。。心液化爲汗。。手少陰正魄汗從出之原也。。明明有汗偏無汗。。無怪乎强責汗者一若爲少陰是問也。。不知少陰無病。。其汗則泛應而不窮。。少陰有病。。其汗轉退藏而益密。。少陰篇無表證二字可悟也。。病在表而後可發汗。。有外證而後得有汗。。太陽篇謂純陰結不得復有外證。。悉入在裏。。已明言矣。。本篇下條謂病爲在裏。。不可發汗。。又明言矣。。然則陰邪永無出路耶。。上文小便色白。。陰邪出路者一。。咽痛復吐利。。陰邪之出路者又一也。。獨本證欬之不已而下利。。

看似陰邪未肯干休者然○○髣髴眞武湯證具○○自下利者其人或欬也○○髣髴四逆散證具○○泄利下重者其人或欬也○○又髣髴豬苓湯證具○○下利六七日○○欬將六七日也○○要皆下利致欬○○祇可謂之下利而欬○○非欬而下利也○○諸方不中與之○○喜用火者有不肆行其間乎○○彼欲以火熏蒸其水○○令汗出津津如釜上氣也○○以爲欬利半由於積水○○一旦爲火氣所轉移○○其效尤捷於眞武也○○且火氣似與少陰無牴觸○○下文灸法凡三見○○何嘗以火劫獲咎乎○○孰意下焦之陽已升○○而加之以火○○是猶翦蒿蓬於秋陽之下而縱其火也○○淸陽爲火邪所奪○○勢必轉具少陰所無之病形○○而爲陽氣昏亂之病形○○書譫語者

太陽被火必譫語。少陰寧非被火乎。除卻被火氣劫無別故也。陰虛則小便難。尤爲火劫之明徵。得毋小便亦被火耶。非熱在下焦。或不因火而盛。小便之劫未可必。小便之難則可必。緣汗溺互爲其消長。劫汗則引小便以自救。直接劫汗。無殊間接劫小便也。何以不書汗出耶。以強責無形之汗爲有形。正劫汗於無形者也。惟徵諸小便難。始形出少陰汗自有而之無。必得小便利。始形出少陰汗自無而之有也。何以不立方耶。火氣盡庶譫語自有而之無。小便亦自難而之易耳。何以不渴耶。本論凡被火無渴證。水逆則渴。火逆不渴。水不勝火。故不渴。太陽被火諸證。無與水之例。卽與水亦無裨於小便也。假令欬利不止又何若。下利而欬者利陰欬亦陰。欬而下利者欬陽利亦陽。陽者天氣也。少陰病爲天氣所提攝。便從天氣而降。此乃地下之陽與天上之陽相汲引。然後欬而下利也。上條陰病見陽脈者生。本條陰病得陽證。獨非旦夕可愈乎。惜動以火灸爲事者。反滋流弊耳。

少陰病。脈細沉數。病爲在裏。不可發汗。

書少陰病。意者少陰病形悉具矣乎。非也。病形無一具。僅具病脈而已。病脈仍不悉具。缺一微脈。僅一細脈而已。多沉數二脈。爲上文所未言及。沉脈則下文所有。數脈又下文所無。特脈法沉爲純陰。本論數則爲熱。細沉當然屬足少陰。少陰之標陰也。細數當然屬手少陰。少陰之本熱也。玩細字沉字數字。形容少陰之脈。已繪盡少陰之證矣。少陰非裏病乎哉。病爲在裏句。又何消說耶。蓋對下文而言。下文二三日無裏證。則微發汗。未有曰脈細沉數也。彼證不言脈。正見其在裏有遁形。本證但言脈。故申言其在裏無遁形也。獨是心部於表。腎治於裏。心爲陽。陽脈數。腎爲陰。陰脈沉。既有陰沉陽數之脈。宜其有裏復有表矣。何云病爲在裏耶。正惟君火臨於少陰之表。陰邪不敢奪據表部爲病所。少陰篇所以言裏不言表也。不過有數脈在。則病沉而少陰之表未沉。無數脈在。則病沉而少陰之表亦沉。故雖少陰之表。不在裏仍在表。少陰之病。則爲在裏不在表矣。曰不可發汗。發汗必沉其表。緣數脈爲細沉脈所持。可知表部爲裏病所牽掣。不發汗則少陰之本熱猶在前。表部尚成表。發汗則少陰之本熱徹歸後。表部不成表也。然則脈細沉可發汗矣乎。此又有外證與無外證不同論。顯言之則得汗與不得汗不同論。太陽陽微結證。何嘗非脈細乎。何嘗不曰脈沉亦在裏乎。異在彼證有外證在裏。則半在裏半在外。雖脈沉緊不得爲少陰病。本證不得有外證入裏。則變在表爲在裏。惟脈沉數又反爲少陰病也。其脈之分別處。不過在沉緊與沉數而已。緊有汗而數無汗。故太陽脈浮而數。立可發汗之條。少陰脈細沉數。又立不可發汗之條也。

少陰病。脈微。不可發汗。亡陽故也。陽已虛。尺脈弱濇者。復不可下之。

上條有細脈無微脈。本條有微脈無細脈。且非沉數。明明少陰病無裏證。可發汗矣乎。下文微發汗條下。又未有脈微二字也。太陽病脈微且有汗禁。況少陰病乎。何以太陽未嘗因發汗之故而亡陽。少陰又不因發汗之故而亡陰耶。太陽病在陽。尚有汗解之餘地。特發汗恐微陽不能爲陽汗之保障。亡汗故易於亡陽。少陰病在陰。既無得汗之足言。若發汗恐陰汗不能爲微陽之保障。。亡陽故捷於亡汗也。。何者是少陰之陽耶。。少陰之本熱化爲陽耳。。何以不曰亡其陽耶。。其陽乃坎中之眞陽。。爲生陽之根本。。枝葉之陽可亡。。根本之陽不可亡也。。何以上條不曰亡陽耶。。上條脈數。。不過微脈之變相耳。。細沉脈搏之入裏。。而微露其陽。。在裏雖不至於亡。。而數則爲虛。。微數皆陽虛之候。。其不能犯發汗之禁則一也。。惟微細互見。。斯陰陽兩得其平。。庶幾可行微汗法耳。。雖然。。不可汗之脈。。言之詳矣。。不可下之脈未詳也。。下文祇有脈遲不可下。。其餘急下三證不言脈。。倘遇口燥咽乾諸證行大承氣。。得毋不必拘拘於脈耶。。吾謂少陰病無論可汗與可下。。當先問其陽之已虛與未虛。。如陽已虛則陰無不虛。。脈亦當然微。。
即不微亦當然弱。。太陽篇脈微弱爲無陽。。脈微爲陰陽
俱虛。。可知虛脈非微即弱。。不必寸微尺亦微。。尺弱寸
亦弱也。。但言尺弱者。。愈見微陽半藏於尺脈之中。。與
一線之陰相互根。。而後軟弱蹇濇兼見也。。夫非弱脈即
微脈之變相。。濇脈即細脈之變相乎。。假令脈微弱而不
濇。。彼一綫之陽。。已不亡之亡矣。。然弱濇而非不弱而
濇。。就令未經發汗。。陽虛已不可掩。。何可復下之以虛
虛乎。。再舉尺脈以示禁。。總見微細纔是少陰之正脈。。
必微細中無虛象而有實象。。而後可行下法。。又不待言
矣。。

少陰病。脈緊。七八日。自下利。脈暴微。手足反溫。脈緊反去者。爲欲解也。雖煩下利。必自愈。

少陰病脈陰陽俱緊爲陽脈。緊脈亦陽脈耶。緊爲寒。少陰之寒象益著。豈非上兩條之脈。尤勝於緊脈耶。不知脈愈細而愈沉。沉中僅見其數。脈愈微而愈弱。弱中僅見其濇。脈氣退縮而不前。少陰之不振可知矣。脈緊則不爲其縮而爲其伸。乃少陰與邪相搏之脈象。陰脈作陽脈論可也。太陽篇謂脈雖沉緊不得爲少陰。況不沉乎。換言之脈緊雖不得爲太陽。已不能小視少陰矣。獨是脈緊反汗出則亡陽。脈緊不得汗又重壓其陽。脫令脈緊不去。邪從何解耶。惟有守不可發汗之戒。。俟七八日陰消陽長之時。。正升清降濁之時。。其濁陰一降而自下利者。。與臟寒之利無涉也。。夫使協寒而利。。則開始脈微。。甚至無脈。。且脈暴出與微續若天淵。。脈暴死亦暴也。。若非暴出而暴微。。暴可驚。。微可喜矣。。以少陰病脈本微故也。。上條脈微曰亡陽。。曰陽虛。。本證脈微不爾也。。是又非止樂觀其微。。尤樂觀其暴微也。。下文脈微曰厥逆。。曰欲厥。。本證不獨手足不厥而反溫。。脈暴微固出意外。。手足溫尤出意外也。。得毋脈微乃緊脈之變相耶。。非也。。由緊而微。。尚有絲毫之緊脈在。。惟前後如出兩脈。。覺脈微方來。。脈緊反去者。。又出意外也。。蓋未自利之先。。陰進而陽不前。。手足諸陽爲陰掩。。故脈緊。。既自利之後。。陽升而陰不前。。手足諸陽逢陽王。。故脈暴微。。玩暴字。。脈暴來者其暫。。即不暴去亦去也。。玩反字。。反去必不來。。無微而復緊之理。。反溫必不厥。。無溫而且厥之慮。。反著轉之機。。暴者緩之機。。爲欲解未解之機也。。解時則微脈自從容而去矣。。緣足少陰之脈已下行。。不與手足諸陽相牽引。。是脈緊先去之原因。。手少陰之脈未外行。。不與手足諸陽相順接。。是微脈未去之原因。。畢竟微陽爲陰病所持。。下利亦意中事。。微脈不隨下利而去。。發煩又意中事。。微脈未去始有煩。。微脈一去便無脈。。下文白通加膽汁湯證何嘗不煩。。無如微脈不復覩。。眞武湯證何嘗非自利又或下利。無如煩狀不可覯。且曰煩下利不曰下利煩。下利煩是不堪邪擾之煩。無自愈之能力。煩下利是急欲去邪之煩。有自愈之能力。勿疑其愈煩愈下利也。雖煩下利必自愈也。

少陰病。下利。若利自止。惡寒而踡臥。手足温者。可治。

上條自利手足温。仍下利也。本條下利手足温。已利止也。上條手足之温未免遲。本條手足之温未免驟矣。以下利未畢而利止。乃少陰之本熱自止其利。了卻屬臟之邪。不得謂非强有力之少陰也。但少陰之本熱太過。少陰之標陰又不前。故雖腎臟不受邪。而標陰受邪。。陰爲寒。。惡寒是屬標陰之明徵。。腎主卧。。得卧是不屬臟之明徵。。然既有少陰之本熱在。。曷爲惡寒耶。。上條手足溫脈緊且不惡寒。。何以不言脈緊。。又一面惡寒。。一面手足溫耶。。蓋下焦之陽一升。。手少陰遂縱横其熱度。。與手足諸陽相直接。。而不與標陰相直接。。故溫自溫而寒自寒。。惡寒是標陰不能禦寒之狀態。。溫乃本熱與手足相依之狀態也。。獨是惡寒可也。。卧亦可也。。胡踡卧耶。。少陰主樞者也。。前樞爲少陰之本。。後樞爲少陰之標。。苟前後標本兩相稱。。斯陰樞之兩端無斷梗。。亦不至於踡。。篇內踡狀不多見。。惡寒亦不多見者。。本微標亦微。。標細本亦細。。前後不相左故耳。。下文附子湯證背面與前面不相若則背惡寒。通脈四逆湯證裏寒與外熱相若則身反不惡寒者此也。何以下文惡寒而身踡一不治。惡寒而身踡一主死耶。彼證失强者其腎。攣曲者其躬。望而知其腎疾當病腰折之形。與腎心痛之傴僂相髣髴。故曰身踡。本證無身字。不過形容少陰雌伏之病態。氣化瑟縮而不支耳。且身踡與踡卧大有別。下文但欲卧至五六日不得卧寐者死。可見少陰病以入卧爲難得。况其卧而後踡。不卧未必踡乎。况其爲手足溫之踡卧乎。斷曰可治。非有一成不易之治法也。收回少陰之本熱。貫澈少陰之標陰。師其意以治之可也。即不治之。亦已腎治於裏矣。聽其臥治。尤勝於誤治也。

少陰病。惡寒而踡。時自煩。欲去衣被者。可治。

上條臥可治。溫可治。本條不言臥則臥不足言可知。不言溫則溫不足言可知。烏乎可治。不知上條是少陰之本熱過於伸。伸出手足則并於陽。陽氣不寒。故覺其溫。本條是少陰之標陰過於縮。縮入腎臟則并於陰。陰氣不安。故不書其臥耳。究未明言其不得臥也。特上條踡臥明明無煩字。下文不得臥明明有煩字。是最不便於臥者莫如煩。況曰自煩而不曰心煩。顯非不堪邪擾之煩。純爲不得臥之故而自煩。幸在時自煩卻非時時煩。尚有得臥之時間。大率多臥之時則煩少。

少卧之時則煩多焉已。得毋煩時欲去衣被。不煩時不欲去衣被耶。又非時欲去衣被也。第覺衣被對於惡寒如隔壁。去之病形不加多。不去之病形不加少也。何以上條不言欲去衣被耶。彼證之惡寒。流露於背脊。貼近太陽署之底。無去衣被之必要。溫覆聊勝於不溫也。本證之惡寒。退藏於坎腎。非貼近太陽署之底。無不去衣被之必要。溫覆適形其太溫也。本條與上條之比較。與其溫而不煩。不若煩而不溫。與其踡而非卧。不若卧而且踡。要其前本後標之相失則一也。皆非窮於方治者也。上條少陰之本熱脫離其本位。當消息心部之表。本條少陰之標陰脫離其本位。當消息腎治之裏。。互其法以處方可也。。且有無方之方在。。少陰不治取陽明。。未有胃和而臥不安之理。。以藥治之也可。。卽以水穀治之。。亦無不可矣。。

少陰中風。。脈陽微陰浮者。。爲欲愈。。

風者寒之標。。陽之稱也。。以少陰之本熱。。直接寒邪之標陽。。不獨陰病得陽證。。直是少陰得陽病。。故特書少陰中風。。與太陽中風名同而實異。。異在太陽有頭痛。。少陰之脈不循頭。。無所謂頭痛。。太陽有發熱。。少陰之熱非外浮。。無所謂發熱。。太陽有汗出。。有惡風。。少陰既蟄封其汗。。並靜歛其風。。汗固無可出。。風亦無可惡也。。惟傷寒則曰體痛。。曰惡寒。。曰反發熱。。曰反汗出

○○傷寒且有太陽證○○中風絕無太陽證○○無證處便是證○○此其所以爲少陰中風也○○太陽中風陽浮而陰弱○○少陰又陽微而陰浮○○何以不曰脈陽浮陰微耶○○假令陽脈浮○○是病在陽○○陰脈微○○是病在陰○○豈非太少兩感乎○○正惟其陽微○○適肖其寸脈病在陰○○正惟其陰浮○○適形其尺脈病見陽○○而後不涉太陽中風脈○○不象少陰傷寒脈也○○曰爲欲愈○○何以無事桂枝湯耶○○太陰中風四肢煩疼且不行桂枝○○況全無桂枝證乎○○太陰脈浮○○發汗宜桂枝○○少陰陰浮○○又何取桂枝以强汗乎○○上兩條可治尚不立方○○況明明欲愈○○何立方爲乎○○元御闕者字非○○嘉言者字易乃字尤非○○

少陰病欲解時。從子至寅上。

陽生於子。子時正少陽起於坎水之中。少陰病藉少陽而解者。少陽屬腎。相君而治。代少陰以行政者也。畢竟子爲冬令。坎腎所司。少陰之夜氣猶帶寒。且衛氣行陰未盡。夜半不過爲陰中之陽耳。至寅上始有平旦之氣也。雖曰陰從陽解。仍不離乎陰從陰解也。

少陰病。吐利。手足不逆冷。反發熱者不死。脈不至者灸少陰七壯。

下文吐利一主死。一主欲死。脈不至亦主死。以少陰吐利無熱證。大都與死爲鄰。就令手足不逆冷。不過手足未死耳。脈不至則脈先死。脈既不足恃。手足尚可恃乎。。欲向死中求其不死。。又不能援手足反温爲先例也。。吐利非徒自下利之比也。。惟不但反温而反發熱。。斯與上文脈暴微者不同論。。勿認爲邪從少陰之本氣化熱也。。脈不數。。何得爲少陰以熱勝乎。。勿認爲邪從太陽之標氣化熱也。。脈不浮。。何得爲太陽以熱爭乎。。又非如下文脈沉之反發熱。。可行麻黄附子細辛也。。亦非如下文反不惡寒之外熱。。當主通脈四逆也。。素問熱論明明熱雖甚不死。。然必尋出其所以發熱之原因。。而後能確定其不死也。。緣十二經脈。。皆少陰之本熱所構成。。其在天爲熱者。。在體爲脈。。熱在則脈無不至。。脈不至則熱必不在。。經謂少陰不至者厥。。未有云少陰不至者熱也。。其熱度究從何部假借得來耶。。吾謂少陰之本熱。。不能自固其經。。而流散於絡。。經者內連臟腑而主內。。絡者外連皮膚而主外。。邪入於經。。則熱浮於絡。。脈法謂血寒則發熱。。以極寒傷經之眞相。。反現極熱傷絡之假相。。是絡熱卽經寒之反證也。。其所以各走極端者。。吐利則手足少陰無兩全之地。。手少陰脈因上吐而自去。。足少陰脈因下利而不來。。脈氣斷卽熱氣斷。。手足不逆冷者寡矣。。手足不冷而少陰冷。。直是脈中無熱脈外熱。。所謂是以知病之在脈者非歟。。脈者火之神。。惟火能入脈。。灸少陰太谿二穴。。引絡中之熱以入脈。。逐經中之寒以出脈。。庶不死誠非倖致耳。。七壯始畢者。。在天之熱其數七。。經盡之日亦其數七也。。火與熱無牴觸耶。。熱與火同氣。。必少陰之熱生於火。。而後少陰之熱不死於熱。。以其表面上之發熱。。乃反寒爲熱。。轉瞬便反熱爲寒矣。。反治之正處其一再反也。。

少陰病。。八九日。。一身手足盡熱者。。以熱在膀胱。。必便血也。。

上條少陰經未盡而熱先盡。。則反寒爲熱。。本條少陰經盡而熱未盡。。又非反熱爲寒矣。。以病至八九日。。當然醞釀成熱。。度不過餘邪之灰燼耳。。何居乎一身手足盡熱耶。。豈非三陰三陽之熱狀。。獨以本證爲最烈耶。。本論發熱身熱潮熱不勝書。。往來寒熱不勝書。。大都手熱甚於足。足熱後於手。手爲陽。足爲陰。熱從手走頭良久乃從頭走足也。就令白虎證之發熱。尚且無大熱。大承氣證之潮熱。亦曰有微熱。未嘗云盡熱也。得毋血分熱迥非氣分熱之比耶。厥陰熱不罷者明明發癰膿矣。熱不除者明明便膿血矣。何嘗盡熱耶。申言之曰以熱在膀胱。則寒水不能勝熱火。宜其手足太陽之熱度無界線。獨是太陽熱結膀胱。其人如狂無身熱。熱在下焦。其人發狂無身熱。熱不熱之相去。何逕庭若是耶。陽浮者熱自發。不浮則熱不發。彼證一則太陽與熱結在膀胱。烏乎熱。一則太陽隨經瘀在小腹。烏乎熱。本證則在體之脈之熱。合少陰之病之熱。

充類而及於太陽。烏得不一身盡熱乎。何以熱不在腎而泱及膀胱耶。膀胱者州都之官。熱流膀胱亦其常。且八九日少陰經氣旁礴。餘邪亦不久留。遂藉衝脈爲導線。從少陰之大絡入胞中。其熱非由腎臟出膀胱。乃由血海注膀胱也。熱而不狂者。血未成瘀耳。何爲必便血耶。內經胞移熱於膀胱則癃溺血。金匱熱在下焦者則尿血。正惟膀胱之熱。奪胞中之血。故不下血而便血也。夫使下利便膿血。又少陰臟寒而血泄。腎失閉藏之職矣。桃花湯具在。安能聽其下血乎。可知經熱漲則臟寒縮。餘邪與腎家無涉。反假道太陽之水府而出。則盡熱處仍是餘邪出路之端倪。本條與上條之比較○○彼證熱盡則不死亦死○○灸之所以留無盡之藏○○本證熱盡則有生而無死○○灸之必立盡其無盡之藏○○上條之熱是反觀○○本條之熱○○又上條之熱之反觀也○○

少陰病○○但厥無汗○○而强發之○○必動其血○○未知從何道出○○或從口鼻○○或從目出○○是名下厥上竭○○爲難治○○

上言吐利○○當厥而不厥○○反發熱以掩其厥○○本證不言吐利○○又不當厥而厥○○反發厥以掩其熱○○上言手足盡熱○○駭人處在便血○○本證手足但厥○○惑人處在無汗○○與其假道便血以去邪○○毋寧假道微汗以去邪○○以其但厥無汗○○髣髴少陰病有表證○○髣髴少陰病無裏證○○似乎發汗無所害也○○厥陰篇諸四逆厥不可下○○禁下有明

文。禁汗無明文也。發汗既非違法。何得謂强發少陰汗耶。不知少陰非以汗護邪。而以血護邪。血熱則少陰之本氣盛而標陰衰。陰氣衰於下爲熱厥。見厥不見熱。故曰但厥也。厥自厥而邪自邪。故曰但厥。非邪厥也。汗藥與厥無牴觸。與熱有牴觸。於汗無所得。於血有所失。故曰必動其血也。夫汗藥之所以効靈者。非能知入復知出也。不過藉魄汗之靈。令入而不出之邪。知所出耳。不得有汗爲嚮導。焉能强血爲嚮導乎。少陰之脈獨下行。此脈神之所知也。上逆則非脈神之所知矣。曰未知從何道出。豈若上條之便血。以膀胱爲捷徑乎。或從口鼻。猶謂熱傷陽絡。所失者散行之血也。或從目出。目者宗脈之所聚。顯見少陰之脈。脫離太衝。與諸血混淆而上出。是在上之熱邪雖去。少陰之本熱。已隨血逆而亡。在下之熱邪未去。少陰之標陰。更因亡血而厥。名下厥上竭。尙得有本熱標陰之稱乎。斷爲難治。治厥易而治竭難。保全少陰之標陰易。復回少陰之本熱難。長沙不立方。欲人守誤汗之戒而已。

少陰病。惡寒身踡而利。手足逆冷者不治。

上文惡寒而踡臥一可治。惡寒而踡一可治。可治卽不治之陪客耳。上兩條看似踡其身。實則狀踡而身未踡。腎不病則腰不折也。若折斷少陰與腎臟爲兩橛。一面屬少陰之感覺而惡寒。一面屬腎臟之傾頹而下利。少陰有此病形哉。既惡寒當然無下利。即下利亦利自止。此屬少陰而不屬臟之病形也。既下利當然無惡寒。即見寒亦反不惡。此屬臟而不屬少陰之病形也。奈何惡寒下利之證具。顯見下利非惡寒所致。乃身踡所致。故曰身踡而利。身踡亦非惡寒所致。且非下利所致。乃其身所致。故不曰惡寒而身踡。不曰利而身踡也。踡曲者其腰。全身皆踡者其骨。骨髓之氣不存於腎可知。必寒甚至骨又可知。經謂得強則生。失強則死。其殆作強之官先死歟。勿謂其利而不吐。幸未至於躁煩也。身踡則寒水盡趨於魄門。臟氣無反動之餘力。。故不吐也。。設吐利庸有手足不逆冷之望。。可以灸少陰。。庸有厥冷而非逆冷之望。。可以主吳茱萸。。卽下利厥逆而非身踡。。尙有白通加豬膽汁湯在也。。無如其身已不成爲問題。。就令利止非眞止。。不過精氣盡則利亦盡。。就令不惡寒非不寒。。不過知覺失則寒亦失。。斷無手足溫與去衣被之端倪也。。況其手足逆冷。。寒狀更不可掩乎。。治法非徒寒者熱之也。。氣溫氣熱。。而後可治以溫熱也。。無絲毫之熱可溫。。則不治而已。。

少陰病。。吐利。。躁煩。。四逆冷者死。。

本條少陰病。。又似乎可治也。。下文吳茱萸湯證。。何嘗不吐利耶。。何嘗不煩躁。。不手足厥冷耶。。彼證欲死且不死○○況本證未嘗欲死耶○○主吳茱萸湯○○無俟再計決矣○○不知吳茱萸證異在煩躁非躁煩○○異在厥冷非逆冷○○欲死者正孤陽煩極之病情○○與夫孤陰躁極之病情○○不同本證不自知其躁○○不自知其煩○○儼置死生於度外也○○書躁煩○○實與不煩而躁無甚異○○不過因利而躁者亦因吐而煩○○留一線之陽於內膈○○於兩足躁甚之中○○微露其兩手之煩耳○○且四逆冷者○○生陽之根已斷絕○○有何術以交通其躁煩乎○○轉瞬由煩而不煩○○固主死○○卽愈躁愈煩○○亦躁極似煩○○亦主死也○○

少陰病○○下利止○○而頭眩○○時時自冒者死○○

少陰之脈○○不走頭顱○○手少陰脈從心系上挾咽○○繫目

系。盡於目而已。足少陰脈循喉嚨。挾舌本。盡於舌而已。上文口鼻目出血而頭不痛者。病形與頭無涉也。就如眞武湯證。在太陽明明有頭眩。在少陰獨無頭眩。此又少陰不病頭之明徵。況其下利已止。少陰病可作罷論矣。胡爲下利時不頭眩。利止乃頭眩耶。得毋恰如太陽下後之起則頭眩。轉出苓桂朮甘湯證耶。無如其非心下逆滿。氣上衝胸也。乃眩而且冒也。金匱支飲者法當冒。或時復冒。或必苦冒。或苦冒眩。苓桂朮甘雖非冒眩之主方。似與飲家無牴觸也。豈知其冒狀卻不涉支飲之問題。冒者必嘔。不嘔便無伏飲之端倪。特揭之曰自冒。無他病而自病。非因飲致冒可知。且時時自冒。有作時無休時。非因邪致冒又可知。顯見陰陽顛倒之怪現狀。而後元首諸陽。儼有如烟如霧之陰氣。蒙蓋其上。所謂地氣冒明者此也。地氣上者屬於腎也。此皆少陰翻騰之反動力。特非少陰之孤陽上脫。乃少陰之標陰上陵也。戴陽則面赤。陰動故頭眩也。其陰上頭者。其水必過額。無形之坎陷。而有滅頂之凶。故其冒比飲家尤甚也。況利後陰液已虧。又復脫離其水臟。試思眢井之涸。尚能涵育眞陽乎。陰不平則陽不秘。祇有水盡火滅而已。死矣。其不死於下利時者。利時不過陰氣下趨耳。猶望其陽氣上升也。若利止而陰霾蔽空。則全體之陽俱傾陷。

烏得不死乎。。

少陰病。。四逆。。惡寒而身蜷。。脈不至。。不煩而躁者死。。

同是少陰病。。幸在無吐利。。亦非下利。。何至於死耶。。下支手足厥逆脈不出。。尚主通脈四逆。。況脈不至未有如脈不出之甚。。灸少陰七壯。。則不死矣。。獨惡寒身蜷未立治法。。要非身蜷而利也。。脫令不下利而死。。豈非少陰病之一大憾事乎。。然使其不死。。又陽入之陰則靜矣。。其躁狀從何發生耶。。即躁矣。。或且煩且躁。。亦手足之經脈不榮耳。。就令煩躁欲死。。尚有吳茱萸湯在也。。無如其不煩。。非謂其躁而不煩也。。謂其陽亦爲陰。。陽當煩不煩。。陽不當躁亦躁。。不獨陰躁而不煩。。陽亦不煩而躁也。。蓋由開始便四逆。。手足諸陽不知其何往。。且惡寒。。少陰本熱不知其何往。。且身踡。。陰寒墜折其身。。故惡寒而身踡。。是不特橫斷少陰與腎臟爲兩橛。。並橫斷手足陰陽爲兩橛。。非腰以上半橛陽。。腰以下半橛陰也。。手之三陰三陽。。墜落於足。。不能復起而爲陽。。而後脈出於陰而不至於陽。。宜其兩手無陽亦無陰。。兩足重陰又重陽。。重陽必陰。。故不爲陽之煩。。而爲陰之躁。。重陰必陽。。故不爲陰之躁而不煩。。而爲陽之不煩而躁也。。陰陽紊亂而並趨於一途。。兩足能容十二經之陰陽乎。。經血必隨陰邪以入臟。。金匱謂身冷爲入臟。。又曰血氣入臟即死。。遑持久乎。。就令不入臟。。其臟已不成問題。。以吐利證不具。。顯屬五臟不通之明徵。。素問熱論謂榮衛不行。。五臟不通則死矣。。雖非死於吐利。。正見其死於不吐不利也。。

少陰病。。六七日。。息高者死。。

書少陰病。。未嘗指實其有死證之端倪。。死脈之端倪也。。至六七日正少陰病衰之時。。方樂觀其愈兆。。乃忽爾而息高者。。無論六七日以前。。有種種之死狀。。固主死。。卽全無死狀發生。。亦主死矣。。蓋少陰者不過水火二氣合化而成耳。。水火互爲其動靜。。而陰樞以轉。。陰樞轉而吸氣調。。吸氣之調不調無定準。。準諸呼氣之調。。呼吸之調仍無定準。。準諸一呼一吸之一定息。。其息也乃少陰之陰樞隱爲之繫。有神機之活潑者存。而後呼吸分明於定息之交。復融洽於定息之內也。若息高則臟氣散亂而上竄。不獨吸不成吸。亦呼不成呼。金匱下焦吸遠爲難治。況斷絕其吸乎。呼吸動搖。振振者不治。況其息高出於呼吸之上。無呼吸之足言。烏得不死乎。

少陰病。脈微細沉。但欲臥。汗出。不煩。自欲吐。至五六日。自利。復煩躁。不得臥寐者死。

本條病脈又難辨矣。難辨在脈沉微細。抑脈微細沉也。如其爲沉微細脈。是寒邪不盡沒其氣化。尚有微細之脈露於沉。雖屬臟仍有屬少陰之望。如其爲微細沉脈。。是寒邪重壓其氣化。。轉令微細之脈至於沉。。雖未屬臟而有屬臟之憂也。。書脈微細沉。。太息瞥瞥如羹上肥之微脈。。縈縈如蠶絲細之細脈。。將同歸於盡也。。寒邪初非與腎臟爲難。。腎臟亦安於無事。。宜其儼置死生於度外。。而但欲臥。。腎主臥。。臥亦寐也。。特寐短而臥長。。意以假寐爲未足。。非臥不酣也。。豈知背臥者其陰。。而背馳者其陽。。目未合而藩籬已失。。於是乎汗出。。非出少陰汗也。。出少陰汗當然煩。。不曰自汗出心煩。。曰汗出不煩。。其汗乃陽道外行之汗。。似與陰道內固之汗無涉。。故又置汗出於度外而不煩也。。夫豈以得汗爲快哉。。嗜臥則不知有煩耳。。開亦有難堪者。。爲自欲吐

○○非欲吐邪也○○下焦實有寒○○無反吐之餘地○○因下焦不能出○○覺上焦不能降○○而後自欲納之病形不具○○自欲吐之病形反具也○○意者至五六日少陰病衰○○邪尋出路矣乎○○果爾○○則沉脈反去○○正樂觀其暴煩下利必自愈也○○乃不爲下利爲自利○○勿喜其屬少陰也○○自利而渴者屬少陰○○自利不渴則屬臟○○既屬臟而利○○謂之下利○○未屬臟而利○○謂之自利○○自利未畢則屬臟矣○○假令氣化無恙在○○微細之脈尚可爲○○蓋寒邪放鬆少陰○○得足少陰之脈榮於手○○就令已煩亦不煩○○得手少陰之脈榮於足○○就令已躁亦不躁○○無如少陰不知其何往○○虛有手足少陰之經○○無手足少陰之脈○○則煩躁矣○○少

陰未死○○無煩無躁○○少陰將死○○復煩復躁○○皆由寒邪朦蔽其腎官○○而桎梏其手足○○以釀成其煩○○並釀成其躁○○除卻臥寐○○斷無煩復不煩躁復不躁之理○○況寒邪正欲速死腎臟乎○○徵諸不得臥寐○○寐且不得○○臥更難償矣○○死矣○○

讀過傷寒論卷十二少陰篇豁解終

張仲景傷寒論原文

讀過傷寒論卷十三　新會陳伯壇英畦著

男　萬駒
受業　鄧羲琴　仝校
林清珊

少陰篇豁解

少陰病。。始得之。。反發熱。。脈沉者。。麻黄附子細辛湯主之。。

書少陰病。。不書得之二三日。。則病出三日亦其常。。非限定病在何日也。。曰始得之。。看似追憶之詞。。以爲始得之則如是。。及今已不如是也者。。又似後顧之詞。。以爲始得之雖如是。。過此恐不如是也者。。豈非麻黄附子細辛湯。。僅爲始病而設哉。。語氣非限制人服麻辛附。。蓋恐人創見少陰之發熱。。疑爲太陽之發熱。。遂不敢行麻辛附。。緣上文八九日而後一身手足盡熱。。吐利不逆冷而後反發熱。。未有開始便發熱也。。始字對太陽病而言。。得病雖自太陽始。。發熱不自太陽始。。太陽莫爲之前。。已了卻太陽初得病。。直如少陰始得之焉耳。。假令不了卻少陰病。。究竟亦少陰病焉耳。。何以發熱又適得其反耶。。得毋陰病反發熱。。陰與陽反耶。。脈沉反發熱。。脈與證反耶。。固也。。獨是少陰熱本也。。本熱當然有發熱。。且心部於表也。。表證當然有發熱。。安能作反常之熱論乎。。所當別論者。。少陰之表之正面無發熱。。少陰之表之反面有發熱。。以正面之表太陰在其前。。太陰能掩蔽少陰之熱。。反面之表太陽當其後。。太陽能顯露少陰之熱。。故不爲前心正面之發熱。。而爲後心反面之發熱。。是以謂之反發熱也。。然則少陰之反抗力使然耶。。脈沉不特少陰無勢力。。且爲陰邪所操縱。。反側其正面。。而後且發熱且脈沉也。。證反脈亦反。。邪反正亦反。。解散邪氣之反面易。。轉囘少陰之正面難。。麻黃附子細辛湯主之。。龍宮又揭示祕方矣。。方旨詳註於後。。

麻黃附子細辛湯方

麻黃二兩去節　細辛二兩　附子一枚炮去皮破八片

右三味。以水一斗。先煑麻黃減二升。去上沫。納諸藥。煑取三升。去滓。溫服一升。日三服。

麻辛附對於發熱無柢觸耶。。抑嫌麻黃附子甘草湯微發汗。。特去甘加辛。。以取不微之汗耶。。然使發熱而發汗。。吾恐汗出輒復熱。。將少陰太陽混爲一。。而有陰陽交之慘也。。豈知彼方微發汗。。藥力行於少陰之前。。本方不發汗。。藥力行於少陰之後。。二方有北轍南轅之別也。。本證反觀而始明。。本湯亦反觀而始見。。以熱藥從治其發熱。。反觀之卽逆治其脈沉。。緣浮熱乃沉寒之反面。。假者反之。。證反治亦反也。。麻附治證與脈反。。細辛治後與前反。。細辛以氣勝者也。。其色赤黑。。一莖直上。。禀下泉之温氣。。而得辛金之燥化。。從革者其性。。通神者其力。。能復回少陰之正位者細辛也。。蓋少陰之正面。。前表而後裏。。亦前本而後標。。表裏是神明之活相

○○標本乃陰樞之正形○○不有勁氣直達之細辛○○何以爲少陰前後之續乎○○獨是本證無發汗明文○○或疑陰邪無出路○○豈知細辛兼有利九竅之長○○陰邪不從毛竅有汗解者○○可從上竅無汗解○○故雖附子反佐麻黄之發汗○○細辛又反佐麻附之不發汗也○○勿泥看始得之三字○○以爲後將不及○○致令本方爲虚設○○始終未嘗一試也○○三味爲本論之創方○○亦爲本篇立方之先例也○○

少陰病○○得之二三日○○麻黄附子甘草湯○○微發汗○○以二三日無裏證○○故微發汗也○○

本條忽教人從無證處認證○○豈非教人認無病爲有病耶○○從無裏證處認裏證○○抑從無裏證處認表證耶○○寧俟

三日而後。見證治證。未爲遲也。又安知出三日不能占勿藥乎。然麻黄附子甘草湯顯爲二三日外而設。是雖錯過於三日之前。又不能因循於三日之後也。且曰微發汗。陰不得有汗。遑敢以他藥强發少陰汗乎。所難索解者。在長沙目中。當然窺見其裏證。乃口中偏說無裏證。否則窺見其表證。口中亦不說有表證。直以兩可之病試人耳。吾謂仲師正恐人苦求其證而不得。特指出無證之證。醫者曾耐三日思否乎。大三日三陽爲盡。試問太陽陽明少陽有二三日不見證者乎。無有也。三日亦三陰爲盡。試問太陰厥陰有二三日不見證者乎。無有也。就如陽明傷寒六七日無表裏證。發熱七八日無表裏證。。仍有餘證也。。若裏證餘證兩無其消息。。非少陰病而何。。申言之曰以二三日無裏證。。形容雖陰之幽隱爲何若。。已表示叮嚀之意矣。。然則其證安在耶。。蓋與上條恰相對。。上條表證在正面之後。。本條裏證在正面之前。。正面之後爲反觀。。正面之前仍正觀。。故上條有反字。。本條無反字也。。上條不曰無表證者。。以發熱則無形之表證仍在。。且非假託裏證之病形也。。本條不曰有表證者。。以無發熱則無形之裏證仍在。。不過假託表證之病形也。。上條表證遡勢在太陽。。表證失其表。。本條裏證遡勢在太陰。。裏證失其裏。。太陽主開又主外。。發汗恐少陰之汗隨太陽而亡。。上條不發汗之故則如彼。。太陰亦主開兼主內。。發汗則少陰之汗不隨太陰而亡。。本條微發汗之故則如此也。。麻黃附子甘草湯方詳註於後。。

麻黃附子甘草湯方

麻黃二兩去節　甘草二兩炙　附子一枚炮去皮

右三味。以水七升。先煑麻黃一二沸。去上沫。內諸藥。煑取三升。去滓。溫服一升。日三服。

同是麻附。。前方解後心無形之表證。。本方又解前心無形之裏證矣。。從後心發汗則強發汗。。故用附子制麻黃。。從前心發汗則微發汗。。得毋麻黃不受制於附子耶。。非也。。附子反佐麻黃。。正妨其發汗。。甘草又反佐附子。。正佐麻黄。。而後從無汗之中微發汗。。長沙凡發汗之劑。。不離夫甘草。。甘主脾。。未有脾不散精。。而能得汗之理。。所謂雨出地氣也。。甘草能倍地中之氣者也。。且甘草味最甘。。甘則回津液。。必津液回而後裏汗生。。甘草氣最平。。平則和津液。。必津液和而後表汗解。。特太衝之地無汗法。。强汗有動血之虞。。太衝之地是少陰也。。廣明之下有汗法。。微汗無動氣之慮。。廣明之下是太陰也。。太陰何得有汗耶。。太陰開則濁陰奉上之蒸氣。。合穀氣而化汗。。不曾從至陰幽渺而出。。故不爲大汗爲微汗。。陽微之現象也。。曷爲假太陰以代行其汗耶。。太陰在少陰之前。。裏邪掩入太陰之後。。不從少陰標陰而化寒。。不從少陰本熱而化熱。。髣髴病證欲罷者然。。此豈邪尋出路哉。。蓋欲藉太陰爲護符。。藏病形於不露。。裏證自有而之無者。。表證不自無而之有。。假令不發汗。。何以解散寂然不動之邪乎。。惟以甘草爲嚮導。。間接發汗。。不竭地下之泉。。間接去邪。。不犯中央之氣者。。皆甘草之厚澤涵之耳。。甘草與細辛之比較。。而逕庭若是。。設二方調用。。是失前後之鵠。。不知作何究竟矣。。況再誤乎。。愈以見下文諸方。。絲毫不能移易也。。

少陰病。。得之二三日以上。。心中煩。。不得臥。。黃連阿膠湯主之。。

同是少陰病得之二三日。。安知非麻黃附子甘草湯證乎。乃因循至二三日以上。豈寒邪尚懾於君火之威。寂然不敢逞哉。久之必習以爲常。恃有心包爲根據地。邪燄愈鬱而愈熾。心宮愈偪而愈近。此正無形之熱化也。其不發熱者。熱邪向內不向外耳。其不反發熱者。熱邪在前不在後耳。其心中不熱者。心臟堅固。邪弗能容。不獨心中不受邪。少陰之表之本。仍有拒邪之勢力。蓋心部於表。客邪不能與表部合爲一。前心所以無表證。篇內不言有表證者此也。心爲熱臟。客邪不能與本熱合爲一。前心所以無熱狀。篇內不言正發熱者此也。獨邪客於心包絡則心中煩。君主與臣使之官同休戚也。必得臥而後不煩。腎主臥。心與腎交。。斯君火蟄藏於坎水之中。。庶得臥之時間也。。無如客邪有壓境之虞。。君主無歸宿之餘地。。烏乎臥。。是又心中無病而有證。。心外無證而有病。。上兩條不具心煩二證者。。麻黃附子甘草證是裏邪正面出心前。。趨勢在太陰。。未嘗反逼前心也。。麻黃附子細辛證是表邪反面出心後。。趨勢在太陽。。未嘗反逼後心也。。本證則熱邪反面向少陰。。正對前心者也。。麻辛附主治後心之後。。麻甘附主治前心之前。。與心之包絡尚隔一層。。與心之中堅且隔兩層也。。惟針對心中以立方。。舍黃連阿膠湯。。尚有何方中與乎。。方旨詳註於後。。

黃連阿膠湯方

黃連四兩　黃芩一兩　芍藥二兩　雞子黃二枚　阿膠三兩

右五味。以水五升。先煑三物。取二升。去滓。納膠烊盡。小冷。納雞子黃。攪令相得。温服七合。日三服。

瀉心湯五方皆有連。四方皆有芩。本方亦倣行瀉心湯法耳。特少陰證無所謂心下痞。心下痞證亦未有云不得臥。痞證心煩僅一見。虛煩僅一見。瀉心湯治痞未嘗另治其煩。本證熱狀不可見。煩狀則可見。故一面治熱。一面治煩。煩狀乃心火上作用。熱與火二而一亦一而二。熱雖甚不能掩其火。君火煩又不堪其熱

○○是熱煩不同於自煩○○本方絲絲入扣處○○妙在支配三物以除熱○○支配二物以除煩○○三物之中○○黃連猶人人意中所有○○以熱餤逼近心宮○○故君黃連○○芩芍則不可思議矣○○蓋恐熱邪散布胸膈○○非芩不能網盡其熱也○○又恐芩連戕及本熱○○非芍不能維繫氣化也○○且恐芩連與君火有牴觸○○特先煑三物爲後盾○○後納膠納雞子黃爲先導也○○阿泉象腎○○潛通心腎之脈莫如膠○○雞子黃象地○○團結水火之精莫如黃○○脈道通而後君火有歸宿○○坎離交而後君火有蟄藏也○○獨是攪令相得○○諸藥安能分道而行耶○○不知熱也火也脈也○○皆同條而共貫者也○○正惟攪之則相得不相失○○熱火乃歸於一源○○火之

數本自二。二枚雞子黃。已合地二之數。要其保護水中之火。並保護少陰之本熱。尤無微不至也。且以三物尾二物之後。肅清其熱邪。令邪氣不能隨正氣以入臟。此又煮法之精詳。雖攪之而不亂。更非庸工所能夢到矣。

少陰病。得之一二日。口中和。其背惡寒者。當灸之。附子湯主之。

上條心中煩而背無恙。人或信其熱。本條背惡寒而心無恙。人未必信其寒。非不信其背也。疑其背寒心不寒。遂不信其少陰病寒不病熱也。以爲得之一二日。惡寒將自罷。或三日以上心中煩未可知也。心之煩不煩猶其後。心之寒不寒猶其後。何以口中又不寒耶。書口中和。則心中亦和可知。不寒不熱謂之和。和爲愈兆。雖惡寒何足慮。不知不戰而和。則氣化奪矣。素問熱論少陰病口燥舌乾而渴。形容其口中之不和。便見得邪不與正和。正不與邪和。愈不和則愈熱。故曰熱雖甚不死也。和則沒收其氣化之熱。歸入寒邪勢力之範圍。於是失其口中之知覺。不燥不乾不渴。而餌之以和。甘心降敵。臭味相投。故形諸口中耳。差幸心臟堅固。邪弗能容。寒邪不直撲其心。而反撲其背者。猶有一綫之可治。要其心與背相印。必心覺其寒。而後出於惡。雖煩無可煩。在君主之隱憂實深也雖然。口既和矣。又誰加意耶。不知即口以驗背。足徵背邪在後而不及於前。即口以驗心。足徵心陽墜下而不升於上也。此一二日有裏證者也。少陰之陰臟固爲裏。少陰之標陰亦爲裏。標陰病則本熱間接病。陰長則陽消故也。曰當灸之。取掌後銳骨之神門穴。以火助少陰之本熱。而後口中之和。溫而和也。隨主附子湯以和少陰之標陰。而後背面之溫。和而溫也。傷寒諸方大抵爲不和而設。若以湯藥和其和。又本論之創方矣。方旨詳註於後。

附子湯方

附子二枚生用　茯苓二兩　人參二兩　白朮四兩　芍藥三兩

右五味。以水八升。煑取三升。去滓。溫服一升。日三服。

太陽白虎加人參湯證。。何嘗不背微惡寒乎。。異在彼證有心煩。。本證無心煩。。彼證口燥渴。。本證口中和耳。。而立方若天淵。。特人參因燥渴而加。。對於口和。。似無取義也。。不知人參背陽而生。。向陰而治。。正欲其聯絡背裏之陰脈。。而後背微惡寒則加參。。背惡寒則佐參也。。緣心脈曲折向後。。與脊裏細絡相連。。必心脈不行於背。。於是乎惡寒。。寒者熱之。。君用生附者。。取其迅發。。以毒藥攻邪也。。妙以人參爲嚮導。。則藥力繞折心之外經而行。。且有芍藥以維繫其氣化。。反佐生附。。則溫而柔也。苓朮又何取耶。背爲胸之府。居上焦之後。其外爲足太陽。其內爲手太陰。太陰肺主天。未有天氣不降。而背寒自罷之理。經所謂上焦不通。則寒氣獨留也。惟白朮鼓地氣以上騰。茯苓領天氣以下降。庶寒邪從胸際而出。而後背裏之陽。纔直接上焦也。陽受氣於上焦。況少陰爲生陽之託始乎。然則去參芍又何若。參芍保全陰血者也。背裏爲少陰之脈所循行。卽爲六經之脈神所憑依。其在體爲脈者。皆少陰之熱爲之。苟不續其脈。何以續其熱乎。治標不遺其本。治後不遺其前。蓋有火灸爲先路。本方作通脈湯觀可也。豈故以參芍掣生附之肘乎。

少陰病。。身體痛。。手足寒。。骨節痛。。脈沉者。。附子湯主之。。

本條全個太陽之表證。。印入少陰矣。。明明麻黃證深入一層。。麻黃附子甘草湯似可借用也。。特脈沉無發汗之例。。無裏證與有裏證不同論。。當從少陰太陽之異同上討消息也。。書身體痛。。太陽體痛無身字。。太陽兼頭痛而言。。本證身以下痛。。頭不痛也。。書手足寒。。太陽必惡寒。。非限定在手足。。太陽仍有已未發熱。。本證手足不熱。。身無從熱也。。書骨節痛。。太陽亦有骨節疼痛。。惟頭痛發熱諸證具。。而後主麻黃。。本證則麻黃湯證已過去矣。。書脈沉者。。沉爲在裏。。與太陽脈浮病在表可發汗數句反比例。況上文脈細沉數。明明曰病爲在裏。不可發汗乎。此與微發汗節恰相對。彼證裏邪不爲表。而貼近太陰之裏。未嘗病在心部之表也。本證裏邪不盡裏。而貼近太陽之裏。未嘗病在腎治之裏也。要其種種見證。無非繞背後而來。背後乃少陰太陽之畔界。一旦寒邪間斷其畔界。則太少無中見之化。無論太陽少陰病。均無汗法。惟有附子湯兼顧太少之陽而已。背惡寒是手足之陽不交通。手足寒是背中之陽不旁達。其爲障礙太少之氣化則一也。設行麻黄附子細辛又何若。彼證表邪反背後心。仰面向太陽。本證裏邪正對後心。覆面向太陽也。脈沉反發熱。是本熱爲熱邪所操縱。。脈沉無發熱。。又標陰爲寒邪所操縱。。脈同證不同也。。黃連阿膠湯證則表邪正對前心。。而覆面向太陰。。與本條恰相對。。與上條亦恰相對也。。何以不當灸耶。。背惡寒其邪聚。。灸之則散。。手足寒其邪散。。灸之反聚。。且火氣與心陽有補助。。灸之正以盡本方之長。。火氣與骨節有牴觸。。灸之不能盡本方之長也。。

少陰病。。下利。。便膿血者。。桃花湯主之。。

少陰病何以多半在背後乎。。太衝之地。。名曰少陰也。。太衝爲陰血之原。。則說到下利證。。當以便膿血爲前提矣。。獨是金匱本條無少陰病三字。。則不屬少陰可知。。下文種種下利證。。多非屬少陰又可知。。蓋自利而渴者屬少陰。其餘下利多而自利少。不渴多而渴者少故也。本條特揭屬少陰臟之裏邪。以屬少陰經之裏邪爲陪客。雖書少陰病。已無氣化之足言。以其一面下利。一面便膿血。下利則臟氣寒。便膿血則經氣熱。顯見餘邪連臟者半。連經者亦半也。本論凡便膿血證皆屬熱。陽明便膿血者一。厥陰便膿血者二。清膿血者亦二。陽明曰陷熱。厥陰曰熱不除。又曰有熱故。皆指利後餘熱而言。特於未然之先。曰必便膿血。曰必清膿血。預必其膿血盡則熱盡也。長沙俱不立方者也。若膿血混雜於下利之中。是寒熱相乘而相勝。寒爭出則留其熱。徒奪經氣而已。熱爭出則留其寒。徒奪臟氣而已。。膿血雖不足惜。。所惜者腐膿之血。。不獨熱邪之熱。。半爲流散少陰固有之熱。。下利雖未爲甚。。最甚者泄下之利。。不獨寒邪之寒。。半是流散少陰固有之寒。。留其固有之寒熱。。去其本無之寒熱。。寒者熱之。。毋庸熱者寒之也。。桃花湯主之句。。詳註方後。。

桃花湯方

赤石脂一斤一半全用一半篩末　乾薑一兩　粳米一升

右三味。以水七升。煑米令熟。去滓。温服七合。納赤石脂末方寸七。日三服。若一服愈。餘勿服。

桃花命湯者。。非徒取譬膿血也。。爲少陰之陰水與陰血尋其源。。引寒水以歸臟。。引熱血以歸經。。欲其一滴不漏。如洞裏之藏於窑也。方中赤石脂乃土氣結成之地脈。以地脈封固其在體之脈。以土氣制止其下焦之水。便與下利膿血二證。劃淸界限。又藉粳米爲養料。涵育其經氣與臟氣。則熱血賴以存。寒水賴以蟄矣。第佐以乾薑之辛溫。而不兼及寒涼者。化熱之邪。膿血盡則熱盡。化寒之邪。利雖止而寒未止也。半用赤石脂末者。取其先行固脫耳。非注意在膿血也。本方亦見於金匱。仍爲下利便膿血而設。未有爲利後便膿血設也。凡單獨便膿血證皆與桃花湯無涉。服之而不效。桃花湯不任其咎。就令服之而效。桃花湯不貪其功也。

少陰病。二三日。至四五日。腹痛。小便不利。下利不止。便膿血者。桃花湯主之。

書少陰病。以其假託太陰病。須從太陰證中審出少陰病也。書二三日。始則醞釀其寒。至四五日。繼又醞釀其熱也。書腹痛。太陰主腹。惟太陰病繞腹痛。胡少陰之邪。反干及腹耶。經所謂寒熱相移也。少陰在太陰之後。相移之捷徑者也。腎移寒於脾則癰腫。癰腫亦化膿血之端倪。腎移熱於脾則腸澼。腸澼亦下利之變遷。不爲癰腫而爲腹痛。寒熱交迫可知。未爲腸澼而先下利。先便膿血。寒熱不能久留又可知。獨是太陰暴煩下利。則小便自利。若小便不利。下利不止

○○顯見少陰喪失其統主二便之權○○不獨移寒移熱於太陰○○並少陰之臟之寒水○○少陰之經之熱血○○亦移過太陰也○○同是下利便膿血○○惟其下利不止便膿血○○則茫無界限矣○○無非太陰之臟半受寒○○反助少陰之寒○○故膿血有間斷○○下利無間斷○○太陰之臟不受熱○○反拒少陰之熱○○故下利不止爲一路○○便膿血爲一路也○○桃花湯一方可作兩方用○○上條專主少陰病○○見證在後不在前○○本條兼主少陰錯雜太陰病○○見證後而前○○復前而後也○○

少陰病○○下利○○便膿血者○○可刺○○

本條與上文不易一字○○何以既立桃花湯○○又曰可刺耶

○○玩可字○○正爲桃花湯進一法○○非舍湯藥不用也○○例如太陽病○○先刺風池風府○○卻與桂枝湯耳○○第渾言之曰可刺○○究從何處下鍼耶○○本論多半是刺期門○○期門爲肝募○○肝主衝任二脈○○故瀉其實者於此○○陽明下血且刺期門○○況少陰與衝脈○○俠臍上行○○有不波及肝募乎○○上條腎移病於脾○○而不涉於肝○○本條則不獨移寒移熱於脾○○且移熱於肝者○○亦意中事○○是又熱多於寒○○度非藥力所能收拾○○惟刺之庶幾匡桃花之不逮耳○○間接瀉熱○○非直接止下利與膿血也○○桃花湯始竟全功也○○不然○○厥陰利後膿血凡四見○○如以刺爲有效○○何以厥陰不刺乎○○少陰可刺○○便見厥陰不可刺○○少陰病

可以刺厥陰。厥陰病獨不能刺厥陰。少陰有刺法。厥陰無刺法也。

少陰病。吐利。手足厥冷。煩躁欲死者。吳茱萸湯主之。

本條非少陰死證乎哉。上文吐利條下。髣髴具此病形也。不過彼證四逆冷。本證手足厥冷。厥冷逆冷相去幾何耶。安知不由厥冷而逆冷耶。彼證躁煩。本證煩躁。煩躁躁煩又相去幾何耶。安知不因煩躁而躁煩耶。彼證躁煩死。雖不欲死亦死矣。本證煩躁欲死。豈人死亦大難事哉。意者吳茱萸湯能活死證乎。非也。吳茱萸湯能轉移其欲死耳。毋以死證責備吳茱萸也。

夫生爲陽。死爲陰。上吐則陽奪。生機僅一線。下利則陰奪。死機亦一線。觀其手足厥冷。陰陽將離央可知。於是陽喪其耦則煩。煩極則求陰之情急。直欲以死殉其陰也。蓋水陰乃地下之泉。非及黃泉而陰不遇。此殆陽神之幻想使之然。病人不自知其幻也。陰喪其耦則躁。躁極又求陽之情急。何以不貪生以戀陽耶。陰中之陽乃爲眞陽。求坎中之陽而不得。又隨陽神之幻想爲幻想。陰亦欲以死殉其陽。病人亦不自知其幻也。吾謂欲死正見其有未死之根存。陰陽互根之情狀如繪也。其厥冷不至於逆冷。煩躁不類於躁煩者。幸有欲死之銳氣爲貫徹也。彼將死而猶眷念生人之樂者。。脈法謂之人病脈不病。。以無穀神。。雖困無苦。。失陰陽之知覺。。故生死茫然耳。。雖然。。本篇凡吐利證。。未有以欲死聞也。。其欲死之奇。。毋亦陽明無護衛少陰之能力。。欲以一死替雌陰者歟。。陽明與少陰相匹耦。。欲死或陽明之末路迫而形。。抑少陽有効忠少陰之熱誠。。欲以一死替君主者歟。。少陽在坎中爲相火。。欲死或少陽之末路迫而形。。此殆陰陽有密切之關係。。要其所以欲死之原因。。大都寒氣生濁生其變。。蓋濁邪蔽塞其陰道。。陽神無一隙以見陰。。濁邪蔽塞其陽道。。陰神無一隙以見陽。。愈閡隔則愈迷離。。孤陰固欲死。。獨陽亦欲死也。。吳茱萸湯降濁而升清者也。。清道開斯陰陽有相見之餘地。。而諸恙於是乎除。。豈湯藥能討好病人之心理哉。。陽明厥陰條下有吳萸。。無欲死二字。。而奏效則如彼。。可知本湯純以遠濁見長。。其交通陰陽往來之道路則一也。。

少陰病。。下利。。咽痛。。胸滿。。心煩者。。豬膚湯主之。。

書少陰病。。指餘邪已去。。而少陰之病如故也。。初不過協邪下利耳。。不現桃花湯證。。亦不現吳茱萸湯證。。則不涉温中散寒之問題。。而在審察其坎腎之水。。竭不竭之問題。。欲知其水。。驗諸其火。。欲知其火。。徵諸其咽。。書咽痛。。手少陰脈從心系上挾咽。。本無所謂痛。。以足少陰脈循喉嚨。。得上潮之寒水。。濟上炎之熱火。。故不痛也○○痛則咽有火而喉無水○○喉雖自若○○咽獨難堪矣○○書胸滿○○心移熱於肺則膈消○○本無所謂滿○○無如其胸中之大氣不通○○皆由天氣不能通於肺○○地氣不能通於嗌○○兩氣不能通於腎○○於是膈不滿而胸滿○○膈不滿故無乾嘔狀○○胸已滿故無引水自救狀也○○書心煩○○煩則當然不得臥○○不言不得臥者○○以下利無躁狀○○則陰氣靜寂○○庸或不形其不得臥之苦○○且經謂不得臥者是水氣之客○○若其水立罄○○復無邪擾○○又不涉不得臥之問題○○黃連阿膠湯不中與矣○○不嘔不渴○○亦非不得眠○○下文豬苓湯又不中與矣○○夫腎與肺皆積水○○素問謂其本在腎○○其末在肺○○故腎上連肺○○足少陰脈貫膈

入肺中。。而後天氣與水氣。。上下相通也。。治腎兼治肺。。惟長沙獨具通天手眼乎。。豬膚湯主之句。。詳註方後。。

豬膚湯方

豬膚一斤

右一味。以水一斗。煑取五升。去滓。加白蜜一升。白粉五合。熬香。和令相得。分温六服。

豬爲水畜。。屬腎。。豬膚亦水精之四布也。。何爲不用豬腎而用豬膚耶。。皮者肺之合也。。肺行治節。。其應在皮。。取膚卽取肺之義。。何以又不用肺耶。。下利咽痛諸現象。。患在水陰下竭上亦竭。。其無肺腎之効用可知。。雖日饋以肺腎無裨也。幸未刼其汗。毛脈猶合精於皮。則所存者獨皮中之水精而已。妙哉豬膚。殆假借其淡滲皮毛之水液。化爲一生一成之水液乎。豬膚一斤。天一之數也。白蜜一升。白粉五合。地六之數也。蜜乃稼穡之味。粉爲土穀之精。以稟地氣之粉蜜。合稟天氣之豬膚。熬香以通其氣。曰和令相得。則水乳交融矣。溫分六服。又爲服法所無。特揭出地六成之之義耳。何以主治下利耶。坎泉不蟄而後下利。愈下利則地氣不能上爲雲。天氣不能下爲雨。縱有便溺。不過從水道滲出。究非天水下歸於泉。還其原以入腎也。本方升地氣以致水。降天氣以藏水。令肺水與腎水相涵。用能溝通少陰之經脈。蟄封少陰之水火。諸恙於是乎除也。止利乃其餘事耳。設用黑騾皮又何若。騾皮合阿水而成膠。能伏行少陰之脈。施諸有源之水則效神。若施諸無源之水。豬膚尤妙想天開也。

少陰病。二三日。咽痛者。可與甘草湯。不差者。與桔梗湯。

少陰病無下利。則咽痛又當別論矣。下利則熱邪趨下。未嘗上爍其咽也。不過少陰之本熱挾咽而痛耳。不下利則咽被邪爍。奚止少陰之本熱上炎乎。書二三日。又句中有眼矣。二三日當然是咽痛。倘出二三日。能保其咽中不痛乎。熱邪襲入咽中。謂之咽中痛。熱邪尚未襲入咽中。。謂之咽痛。。緣有少陰之本氣。。環護其咽者厚。。縱有熱邪之激刺。。與咽部尚隔一層。。故本條曰咽痛。。下文纔曰咽中痛也。。欲杜絕其着痛在咽中。。急行桔梗湯可矣。。本草稱桔梗主胸脇痛如刀刺。。止痛是其專長。。何取乎甘草湯多此一舉耶。。不知桔梗與邪氣之熱欲無牴觸。。與少陰之本熱有牴觸也。。以其痛關於熱邪者半。。關於本熱者亦半故也。。若以止痛爲快事。。獨不顧慮其挾咽之少陰脈乎。。惟厚集甘草之味於咽中。。便納其咽於地氣之中。。咽主地氣。。咽受地氣爲保障。。少陰亦受地氣爲保障矣。。曰可與甘草湯。。無論他藥不可與。。卽桔梗湯亦未可與也。。與甘草湯雖未見其可。。不與甘草湯則斷斷乎不可也。。曰不差者。。明知不差而與之。。寧使甘草以無效任咎。。而隱受其賜者實多也。。此與先行小建中。。不差者與小柴。。同一手眼。。與服文蛤散。。若不差者與五苓。。語氣稍異。。蓋無若字作轉語。。則不差實意中事。。以熱邪猶在。。須以桔梗湯爲後盾。。始竟全功也。。方旨另詳於後。。

甘草湯方

甘草二兩生用

右一味。以水三升。煑取一升半。去滓。溫服七合。日二服。

甘草入腹。。同味於咽。。義取地氣通於嗌。。而獨用一味以專其功。製方雖奇。似於少陰之熱化。渾不爲意也。不知少陰之化。其味苦。其臭焦。必得甘以平之。纔無亢苦亢焦之害。而自還其原化。是甘草大有造於少陰也。特本草經甘草無主痛字樣。就令少陰之本熱不燔灼其咽。少陰之熱邪猶燔灼其咽也。雖差其痛者半。髣髴與不差等也。設甘草炙用而非生用。則留中之味多。奉上之味少。於咽痛更無裨補矣。生用正對針其咽以立方。非嫌其炙之則溫也。註家謂生用清火。炙用補中。夫以氣味甘平之品。而清火乎哉。白虎湯最行清肅者也。何嘗生用甘草乎。

桔梗湯方

桔梗一兩　甘草二兩

右二味。以水三升。煑取一升。去滓。分溫再服。

桔梗亦非主咽痛也。主胸脇痛耳。特痛如刀刺者主之。桔梗顯有抽刀之能力。便有伐邪傷正之憂。是本方祇宜尾甘草湯之後。故但曰與桔梗湯。不曰可與桔梗湯。已徵示其不盡許可之意。而以桔梗命方者。着眼在止痛。故君桔梗也。倍生甘草以佐之。而後藥力不趨於胸脇。而上注於咽。且前方之氣味猶存在。務欲其咽不脫甘草爲涵濡。卽偶觸桔梗之犀利而不覺也。註家或謂本方開提其邪。或謂開提肺氣。以爲甘草湯不能開提。惟桔梗能開提。仍不離張元素指桔梗爲舟梗藥。載諸藥而不沉之臆說。不知生甘草固自不沉。苟重視桔梗。而閒視生甘草。則龍宮祕方。盡成糟粕矣。

少陰病。咽中傷。生瘡。不能語言。聲不出者。苦酒湯主之。

不書咽痛書生瘡。痛極可知矣。生瘡亦少陰病耶。以其咽中傷。熱邪刺傷其咽部。於是乎生瘡。與諸癰腫證不同。即與刀斧所傷之金瘡仍有別。要不離乎諸痛痒瘡。皆屬於心者近是。顯見熱邪合心火爲一爐。咽傷則手少陰之脈亦傷也。形容之曰不能語言。言者心之聲。其心焦灼。正欲自道其苦狀。無如指能畫而口

不能講也○○惟有啞忍不言而已○○何以並不能語耶○○肝
爲語○○肝乃謀慮所從出○○故主答迹○○迹其不能語○○以
驗其不能言○○足徵其難白之隱○○尙有條而不紊也○○曰
聲不出○○不曰不出聲○○彼已語之又語○○言之又言矣○○
無如其聲甫出於喉嚨○○而會厭爲之梗○○會厭者音聲之
戸也○○會厭閉其戸○○縱有音聲之扇○○音聲之機○○音聲
之關○○而唇舌懸雍垂無所用矣○○獨是寒氣客於厭○○厭
不能發○○發不能下○○而後無音也○○得毋厭中傷○○其瘡
在喉嚨耶○○非也○○厭不能掩其咽○○故獨掩其喉○○且聲
出於喉而根於腎○○腎脈不至○○則厭無響應○○經謂脈不
至若瘖者是也○○又曰不治自已○○不必治其瘖也○○治其

瘡足矣。。意者可與甘草湯乎。。甘草主金瘡尰者也。。微嫌甘草長肌肉。。恐瘡腫未必立消也。。桔梗湯更虞藥力之過峻。。不如消息其飲食之爲得也。。本水穀之美意爲餉饋。。其惟苦酒湯乎。。方旨詳註於後。。

苦酒湯方

半夏洗破如棗核大十四枚　雞子一枚去黃內上苦酒著雞子殼中

右二味。納半夏。著苦酒中。以雞子殼置刀鐶中。安火上。令三沸。去滓。少少含嚥之。不差。更作三劑。

金匱排膿散用雞子黃。。本方去黃用白。。白象坎中之陰精。。黃象坎中之陽精。。凡用雞子。。固從坎離交媾上着想○○而雞子又精血之最潔○○從無腐腥○○對於生瘡○○尤能滌瑕盪穢○○一取雞子黃者○○引心火以下降○○一去雞子黃者○○令心火不走泄○○依附其白也○○雞子白又依附雞子殼○○殼取象於咽○○著苦酒之酸○○欲其善入○○含嚥久之○○則穀液油然而生○○其挾咽之脈○○有不自還原化乎○○獨是半夏洗破如棗核大十四枚○○則頗有疑義○○半夏與棗核之比較○○尖圓迥別○○大字當是尖字之訛○○大都不計半夏之枚數○○祇計破開之枚數○○擇每枚之尖而有棱者用之○○特與瘡口針鋒相對也○○若用足十四枚打破則過多○○祇用一枚破十四片又過少○○長沙方用半夏不勝數○○何至用一枚半夏乎○○雞子殼不能容完全半夏

十四枚。未始不能容破碎之十四枚也。且洗用而非生用。無非降邪於水穀之海。欲其從濁陰而去耳。置刀鐶中者何。操刀者其鐶響。火氣通則金聲亦通。隱示其不治聲而聲自出之意。況潛移之妙。恰在鐶中乎。隨手拈來。自成妙諦。雖非斤斤於用刀鐶。亦可悟立方之圓機活法矣。

少陰病。咽中痛。半夏散及湯主之。

痛無定處爲咽痛。痛有定處爲咽中痛。蓋必咽中傷而後咽中痛。特非生瘡。則會厭之開闔克自由。故語言無變態。聲出無變態耳。何以同是少陰病。上條則生瘡。本條獨不生瘡耶。諸痛瘡瘍。皆屬心火。心火不燔灼。是手少陰之脈不先腐。何至生瘡乎。既不生瘡。必少陰之氣化。能自護其咽。咽痛則有之。何爲咽中痛耶。正惟熱邪僭上。奪據咽中。反阻礙氣化之進行。致手少陰之脈。從心系上不能以寸也。實指之曰咽中痛。太息其無陰中之陽以爲之繫。則斷少陰之脈路者痛爲之也。是咽中痛與咽痛不同論。咽中痛與咽中傷亦不同論。甘草湯不中與之。以少陰之脈不挾咽。無取甘草湯之厚味。保障其少陰。苦酒湯亦不中與之。以少陰之脈不生瘡。無取苦酒湯之輭化。涵濡其少陰也。桔梗湯雖與痛處無牴觸。恐其稍落胸脇。便與手少陰有牴觸也。惟變通甘草半夏。而劑與桂枝。

提挈少陰之本氣。。還諸咽中。。而後無容邪之餘地也。。

半夏散及湯主之句。。詳註方後。。

半夏散及湯方

半夏洗　桂枝去皮　甘草以上各等分

以上三味。各別擣。篩已。合治之。白飲和服方寸匕。日三服。若不能散服者。以水一升。煎七沸。內散兩方寸匕。更煎三沸。下火。令小冷。少少嚥之。

上兩條桂枝當然是禁藥。。恐助少陰之熱化。。助餘邪之熱化也。。本證患在少陰之熱化不前。。餘邪之熱化太過。。則桂枝又熱因熱用。。援助其固有之熱。。制治其本無之熱。。主勝自然客負也。。且生甘草領地氣以上行。。半夏導濁邪以下降。又從而搗之篩之。各別而合治之。令邪氣散而不能合。正氣合而不復散。徐商之曰。若不能散服者。以七沸水更煎三沸。化散爲湯。仍不離乎散。噉湯與服散同施。故曰散及湯也。不寧惟是。本論桂枝主湯不主散。本方蓋從桂枝湯脫胎而來。太陽熱自發。則以桂枝維繫太陽。而佐以芍藥。得薑棗則邪有出路也。少陰熱不發。則以桂枝宣通少陰。而不佐以芍藥。得半夏則邪有降路也。長沙不欲詭御桂枝。雖變通用散。仍不忘桂枝湯之作用云爾。

少陰病。下利。白通湯主之。

書少陰病。意者脈微細。但欲寐矣乎。少陰之爲病始然耳。若少陰臟病。則寒水爲寒邪之導線。寒邪反以入腎爲捷徑。是屬腎而不屬少陰也。以其非自利而渴與病形悉具不同論。或人病脈不病者有之。詎必脈微細乎。或形病情不病者有之。詎必但欲寐乎。蓋寒邪瞞過少陰以圖其臟。少陰猶未及覺也。祇有下利而已。獨是下利有三陰三陽之區別。安能執下利以確定其陰陽乎。知陽者知陰。知陰者知陽。苟對於下利之陽。下利之陰。尚未了然於心目。則舉凡下利無標準。長沙非爲熟視無覩輩立證立方也。單舉下利二字以示人。固與上下文種種下利示區別。尤欲人先從下利上。比較其在上之陽。在下之陰也。陽者天氣也。陰者地氣也。天氣降而後地氣升。升五臟之濁陰歸六腑。故無下利之虞。天氣升而後地氣降。降六腑之濁陰爲二便。亦無下利之虞也。陰陽所以能升降者。少陰之樞機爲主動。少陰所以能樞轉者。腎之動氣爲主動。陰陽互根於二腎。二便受氣於陰陽。腎主二便者。主陰陽也。若升降之神機先滅。濁陰直從闌門之下。奔放而出。非少陰下利而何。匪獨泄下濁陰也。陷陽氣者以此。傾天氣者亦以此也。何以不厥逆耶。手足爲諸陽之本。陽氣乍陷。倘與手足相依耳。正惟手足不厥逆。顯見陽氣淪落於四肢而不會於頭。陰氣走泄於臟而不及於四肢也。塞之可乎。地可塞。天可塞乎哉。。變白晝爲昏夜。。已象隮盲否塞之天矣。。白通湯主之。。從黑暗中透露其天色。。通陽正以塞陰也。。方旨詳註於後。。

白通湯方

葱白四莖　乾薑一兩　附子一枚生用去皮破八片

右三味。以水三升。煮取一升。去滓。分溫再服。

西方屬金其色白。。白主肺。。北方屬水其色黑。。黑主腎。。肺爲天氣。。開通陽光故曰白。。腎爲坎泉。。蟄封陽光故曰黑。。白通命方者。。白字乃黑字之互詞。。通字乃塞字之互詞。。欲通其白而守其黑。。必地下之陽升。。纔有光天化日之現象也。。薑附溫坎中之陽。。則陽根續在矣

○○復取最通之葱白爲導綫○○斯從下通上之機○○捷於影響○○非白通湯之名義益著乎○○薑止一兩○○附止一枚者○○一陽初生之義○○合之則地二生火之數○○葱白四莖者○○陽氣四布之義○○亦地四生金之數耳○○何以下條與白通湯利不止○○而本證獨有效耶○○本條陽氣之枝葉斷而根本未斷○○續根本與續枝葉不同論○○本方不至以無效獲咎也○○何以通因通用耶○○不患上焦不通而下焦愈通耶○○陽道開則陰道閉○○陽度行則陰度止○○此出入升降之機使之然○○換言之則白可通而黑自可塞也○○與豬膚湯異曲同工○○彼證臟陰之水將竭○○救水而不滅其火○○特生天上之水而下歸於泉○○本證臟陰之火將滅○○補火

而不竭其水。。特升坎中之火而上出於天也。。

少陰病。。下利。。脉微者。。與白通湯。。利不止。。厥逆。。無脉。。乾嘔。。煩者。。白通加猪膽汁湯主之。。服湯。。脉暴出者死。。微續者生。。

同是少陰病下利。。異在脉微。。沾沾與白通湯胡爲者。。得毋明知利不止而行白通耶。。乃不惟無效。。且惹起厥逆之危候。。無脉之死機。。豈非白通加之厲哉。。夫使不與白通與理中。。度不過如太陽病之利益甚耳。。未必如是之變遷也。。況四逆湯具在。。未聞有服之而利不止者。。更未聞有利不止而增劇者。。胡計不出此耶。。不知四逆證之下利。。乃腎脾之氣奪。。足太陰被其影响。。白通證之下利。。乃肺腎之氣奪。。手太陰被其影响。。四逆主地氣陷東南。。白通主天氣傾西北也。。陽者天氣也。。陽根未斷而脈微。。則有通陽之餘地。。陽根已斷而脈微。。便無通陽之餘地。。不與白通則陽根無不斷。。與白通或陽根未必斷也。。奈何利不止。。非湯藥利之也。。不能開通其陽。。無從止塞其利耳。。宜其陽愈微而愈縮。。陰愈盛而愈張。。於是乎厥逆。。更非陽藥厥之逆之也。。徵諸無脈。。斷送陽根者利爲之也。。胡以又乾嘔耶。。胡不因下利發煩。。轉因乾嘔發煩耶。。微白通之力不及此。。白通縱無效以通陽。。未始無效以溫陽。。縱非溫升天上之陽。。未始非溫升地下之陽。。坎陽衝腎關而上則乾嘔。。

既上而不得坎水之蟄封則煩。不煩而躁固主死。煩又無根脫火之煩。勿認作雖煩下利必自愈也。白通能令其生於煩。難保其不死於煩也。計惟引導一綫之煩歸於腎。微續坎中之陽。徐俟一綫之陽出於腎。微續少陰之脈。白通湯始收全效也。白通加豬膽汁湯主之。非反佐白通也。膽汁取其存而不瀉。且借少陽以入腎也。人尿取其約而不遺。且還水液以入腎也。服湯則心陽有歸宿矣。脈出可立待矣。乃警告之曰脈暴出者死。脈暴動而出。乃獨陽之脈。臟氣搏出其脈氣。故主死。希冀之曰微續者生。脈微動而出。是初陽之脈。陽氣引出其脈氣。故主生也。生則白通湯之靈。死非白通湯之咎。。長沙不復作。。安能盡白諸後世乎。。方旨另詳於後。。

白通加豬膽汁湯方

葱白四莖　乾薑一兩　附子一枚生用去皮破八片　人尿五合

豬膽汁一合

以上三味。以水三升煮。取一升。去滓。納膽汁人尿。和令相得。分温再服。若無膽。亦可用。

下文服通脈四逆湯。。則曰其脈卽出者愈。。何嘗云脈暴出者不愈乎。。霍亂通脈四逆加豬膽汁湯。。未有云脈暴出者死。。豈非得微續者生乎。。凡服通脈四逆皆可免於死。。獨本方無一定之生。。倘或因死而受謗。。卽不誣白通湯。亦誣及加膽汁湯矣。曰若無膽亦可用。是白通湯負完全之責任。蓋恐人無膽不敢用。反令薑附功敗垂成也。有膽則用膽。非取膽汁之寒。無膽不用膽。毋庸畏薑附之熱。不同通脈四逆加膽汁。則必用膽汁也。不曰無人尿亦可用者。人尿之原出於腎。膽可無尿不可無。臭腐化神奇者此也。其不叅用通脈四逆者何。彼方主下利清穀諸證。與本證不相類。又不叅用通脈四逆加豬膽汁湯者何。彼方主吐已下斷一證。與本證又不相類也。夫一再主白通而不思變計者。豈故為膠執哉。設或不煩而躁。否則躁煩。否則復煩躁不得臥寐。仲景且掉頭不顧矣。追昔任白通之怨乎。

設非脈微而但下利。。白通湯又可告無罪矣。。何至繼以加豬膽汁湯乎。。

少陰病。。二三日。。不已。。至四五日。。腹痛。。小便不利。。四肢沉重疼痛。。自下利者。。此爲有水氣。。其人或欬。。或小便利。。或下利。。或嘔者。。眞武湯主之。。

書少陰病。。病水氣者半。。病邪氣者亦半也。。其在二三日。。一若未嘗得病者然。。蓋在天爲寒者。。在地爲水。。寒與水爲緣。。少陰亦與水爲緣。。雖滅頂猶未之覺也。。曰不已不曰不解者。。寒邪之不解無端倪。。病機之不已有端倪也。。至四五日則變端立見矣。。獨是寒入水中。。猶乎鹽着水中。。鹽化爲水。。寒亦化爲水也。。不過寒水暴漲而已。於是中土被其淹沒。脾輸不轉則腹痛。水道被其壅塞。下焦不通則小便不利。關節被其浸淫。四肢不用則沉重疼痛。惟腸間之水不能久留。自下利者。亦稍泄其水之一端。究無如汎濫何也。曰此爲有水氣。非僅如太陽小青龍證之心下有水氣也。水從腎關而來。由後心太衝之地。波及前心廣明之下。經所謂腎聚水而生病。水到之處皆病也。雖然。水氣客也。寒氣又客中之客也。見水不見寒。是水氣作劇。而寒邪爲嚮應。見水復見寒。是寒邪作劇。而水氣爲嚮應。又當視其人受邪之微甚以爲衡。不能執一論也。脫令其人或欬。寒邪激動水氣。反射肺金。不欬亦欬矣。抑或小便不利變爲利。寒邪逼遏水氣。滲入膀胱。小便不利亦利矣。抑或自下利又兼下利。既自利於陽。與陰邪離爲二。復下利於陰。與陰邪混爲一。陽利不過稍傷陽中之陰。陰利則重傷陰中之陽矣。否則或嘔者。寒逆水亦逆。則動膈而嘔。不欬不下利者有之。且欬且下利者亦有之。豬苓湯不中與也。豬苓證雖下利欬而嘔。無小便利也。少陰下利祇有小便不利明文。未有後部利而前亦利。自利而煩下利者有矣。未有不煩或下利者。蓋有水氣與無水氣之區別者此也。有水氣則白通四逆用不着。白通主天氣而與地水無涉。四逆主地氣而與天水無涉。統主天地之水者。其惟眞武湯乎。。加減法詳註於後。。

眞武湯加減法

若欬者。加五味子半升。細辛乾薑各一兩。若小便利者去茯苓。若下利者。去芍藥。加乾薑二兩。若嘔者。去附子。加生薑足前成半斤。

本方原爲少陰病有水氣而設。。非專爲其人立方也。。其人水氣證具。。則眞武無加減。。其人不止水氣證具。。寒氣證亦具。。則眞武有加減。。玩條下四或字。。是設言其證。。玩方下四若字。。是設言其治也。。若欬者加薑味辛。。脫胎小靑龍湯。。針對寒氣水氣兩方面。。並消息其肺腎。。治欬之通品者也。。若小便利者去茯苓。。非惡茯苓之滲利也。不欲促水氣之下行。恐水去而餘邪不去。寧去苓以緩行其水也。若下利者去芍加乾薑。非惡芍藥之泄下也。欲促寒氣之下行。恐寒不盡則坎陽將盡。寧加乾薑以重溫其寒也。若嘔者去附加生薑。生薑誠止嘔。附子非動嘔也。去之胡爲者。附子溫下焦之陽者也。邪旣逆上則治其上。與其用附子以殺其勢。不如加生薑以專其力也。夫若苓若芍若附皆可去。惟薑朮不可去。設或去其三而存其二。尙得謂之眞武湯耶。朮能制水。卽五苓散君朮之意。薑能散水。卽生薑瀉心君生薑之義。薑朮對於水氣爲最的。雖得眞武之半面。已見眞武之全神矣。然則太陽篇眞武亦主水氣耶。。諸水皆生於腎。。太陽用以鎮腎卽鎮水。。少陰用以鎮水卽鎮腎也。。元御下利改不利非。。

少陰病。。下利清穀。。裏寒外熱。。手足厥逆。。脈微欲厥。。身反不惡寒。。其人面赤色。。或腹痛。。或乾嘔。。或咽痛。。或利止脈不出者。。通脈四逆湯主之。。

統傷寒霍亂下利清穀凡七見。。清穀云者。。非如太陽下利日數十行。。穀不化也。。清與圊同義。。凡清便清血清膿血。。皆去穢遠濁之詞。。獨是其穀氣之清與未清。。非同膿血之顯而易見也。。何者是下利清穀。。何者是少陰病之下利清穀耶。。清穀與下利無稍異。。異在表與裏相懸絕。。太陽陽明之清穀是也。。裏與外相懸絕。。少陰厥陰之清穀是也。內與外相懸絕。霍亂之清穀是也。蓋劃分寒熱若天淵。凡下利清穀者類然。緣中土一陷。則陰陽無定位。祇有上浮之陽。無中見之陰。是謂重陽。祇有下凝之陰。無中見之陽。是謂重陰。重陽故重熱。重陰故重寒。重寒則熱。重熱則寒。故寒熱反平均而兩立也。特少厥之熱浮向外。故不曰表熱曰外熱。少厥之寒沉在裏。故不曰內寒曰裏寒耳。對舉寒熱為標準。已屬下利清穀之明徵。況手足厥逆乎。假令手足反溫。又希冀其下利必自愈矣。乃不惟手足無溫氣。且脈微欲厥。內經謂少陰不至者厥。非脈厥乎。其手足之厥。是穀氣不灌於四旁。其脈道之厥。是熱氣脫離其經隧。。太陽篇謂脈當微厥。。即此意也。。何以不惡寒耶。。假令惡寒。則無所謂外熱。。身踡而利者不治矣。。抑或發熱惡寒。。又涉霍亂之問題。。非所論於少陰病矣。。何以云身反不惡寒耶。。其衛外之陽。。非足以禦寒。。不過脈之皮膚。。尚有流散之熱以麗其身。。故雖陽氣不勝寒。。而身膚反不惡寒。。玩身字。。便不滿意其手足諸陽。。頭部諸陽矣。。假令陽氣無恙在。。則面色無恙在。。若失其本來之色而爲赤。。勿認作二陽併病之正赤。。陽明病之面赤也。。太陽陽明面赤無下利。。則穀色未奪。。少陰厥陰面赤有下利。。則穀色已奪。。厥陰篇謂其面戴陽。。亦其例也。。何以其人獨面赤耶。。假令不清穀而清火。。則其火不升。。面無從赤。。上文白通證是正比例也。。否則不清穀而清水。。則其火不動。。面亦不赤。。下文承氣證又反比例也。。正惟清穀未嘗清其火。。亦未嘗清其水。。而後火在外爲熱。。水在裏爲寒。。直割少陰爲半壁。。反令餘邪不求逞於少陰。。而尋其隙於太陰陽明。。於是激刺太陰之臟。。或腹痛。。激刺陽明之腑。。或乾嘔。。激刺水穀之道。。或咽痛。。此皆餘邪未干休之狀態。。安望其利止耶。。然清穀尚有納穀之餘地。。納穀便無容邪之餘地。。庸或邪衰而利止。。不同白通證利不止也。。利不止當然無脈。。何以利止又脈不出耶。。脈資始於少陰。。而資生於穀。。清穀則趺陽中斷。。少陰之出路亦斷。。就令利止。。其趺陽與少陰猶未續也。。差勝於無脈者。。無脈則有暴出微續兩問題。。脈不出則有卽出之希望。。又與白通湯證似同而實異。。彼證法當從腎通到肺。。則脈出難預料。。本證法當從胃通入脈。。庶脈出可預料也。。本稼穡作甘之精義以立方。。其惟通脈四逆湯乎。。加減法詳註於後。。

通脈四逆湯方

甘草三兩炙　附子一枚生用大者去皮破八片　乾薑三兩強人四兩

右三味。以水三升。煮取一升二合。去滓。分温再服。其脈卽出者愈。面赤色者。加葱九莖。腹中痛者。去葱加芍藥二兩。嘔者加生薑二兩。咽痛者。去芍藥加桔梗一兩。利止脈不出者。去桔梗加人參二兩。

本方非名出脈四逆湯也。名通脈焉已。非通脈不能出脈。亦非通脈取其出脈。以有加參不加參之分也。通脈云者。殆即內經穀入於胃。脈道以通之旨乎。又非與四逆湯示區別也。四逆原方雖等分略輕。而方下云强人可大附子一枚。乾薑三兩。顯與本方名異而實同。本方旣重用乾薑。又曰强人四兩。可知二方等分俱活相。不過對於其脈無恙之四逆證。則稱四逆湯。對於其脈有恙之四逆證。則稱通脈四逆湯云爾。獨是救裏乃四逆之長。救表則讓能於桂枝。彼證但曰身疼痛耳。熱狀猶未著也。何以其熱已著。反與薑附無牴觸耶。。豈知薑附正治寒。。是逆治法。。薑附反治熱。。是從治法。。況合甘草之氣味爲一方。。無異合草木稼穡爲一味。。合水火菽粟爲一氣。。其效力不獨寒熱無所遺。。且手足身面俱到矣。。在太陽以桂枝爲後盾者。。緣有桂枝證在。。詎所論於少陰乎。。不知者謂四逆湯治眞寒假熱。。視外熱爲陰盛格陽。。吾謂四逆湯獨不宜於眞熱假寒。。而適用於眞寒眞熱。。尤適用於顯見之寒。。顯見之熱。。試觀下文自利清水之大承氣證。。何嘗有外熱字樣乎。。他如豬膚豬苓。。與乎四逆散證。。亦無所謂外熱。。又如太陽篇合病下利之葛根證黃芩證。。陽明篇合病下利之大承氣證。。厥陰篇下利有熱之白頭翁。。下利有燥屎之小承氣。。舉凡不適用於四逆者。。俱無外熱明文。。又何疑於四逆之治熱乎。。誠以下利趨勢在魄門。。而非趨勢在表面。。必其水火尚互而未離。。而後寒熱不形於色。。始有承氣種種諸見證。。若陽根不秘者。。非其匹也。。彼白通眞武桃花吳茱萸之不呈露熱狀者。。皆寒勝於熱。。則寒熱不相稱。。是亦四逆之陪客。。要不能代行四逆者也。。不觀其加減法乎。。加葱而不行白通。。加芍藥生薑而不行眞武。。可悟其旨矣。。設面赤與白通。。豈非最高之熱色。。愈升愈高乎。。加葱九莖夫何取。。九乃天數之成。。四是地數之生。。四莖取其升而生。。九莖取其降而成。。緣面赤是陽氣之聚而不散。。故從九天之上散布其陽。由下通上固主葱。由上通下又加葱也。乃腹中痛者去葱。豈非置面赤於不顧哉。蓋邪在腹中。恐予邪以上衝之路。故寧去葱以避邪也。奇在加芍藥。又若置下利於不顧。真武下利則去芍。本方下利偏加芍。恃有乾薑甘草爲中堅。何庸避芍乎。嘔者加生薑。法與真武同。加生薑不去附子。法與真武異。本方純爲中央土作用。非爲行水作用。無去附之必要。意者芍藥生薑亦在所不禁乎。又奇在咽痛者不去生薑去芍藥。生薑尙通於咽。芍藥不能通於咽。且去芍藥所以專桔梗之功也。不與甘草湯者何。生甘草用以保護其挾咽之少陰脈。無如其少陰脈不至。則咽痛純是被邪

○○但加桔梗不爲虐○○惟利止脈不出者○○桔梗又愼不可用○○非恐其阻礙脈出也○○恐脈出則少陰之脈還於咽○○反爲桔梗所戕也○○加人參者何○○人參得陰中之生氣○○脈始於陰而出於陽○○由少陰而趺陽而寸口○○人參可爲先導者也○○故方下云其脈卽出者愈○○乃預決之詞○○非謂脈卽通者愈○○人參可加可不加也○○利未止而脈先出○○通脈便是出脈○○利止而脈不出○○出脈乃能通脈也○○上條無脈恐暴出○○脈出少陰者也○○本證有脈望卽出○○脈出趺陽者也○○元御嘉言以脈卽出句置原文之末○○未免沒人參之功○○又改脈微欲厥作欲絕○○豈合本條文義乎○○

少陰病。四逆。其人或咳。或悸。或小便不利。或腹中痛。或泄利下重者。四逆散主之。

少陰病可駭。四逆尤可駭。駭其不因下利而四逆。萬一惡寒身踡。脈不至。將不煩而躁者死也。乃不獨與死證無涉。且與太陽柴胡證相髣髴。柴胡證或欬。其人亦或欬。柴胡證或心下悸。其人亦或悸。柴胡證或小便不利。或腹中痛。其人亦或小便不利。或腹中痛。柴胡不中與而與。後必下重。柴胡中與而未與。其人又或泄利下重。太陽篇謂柴胡證不必悉具。其人已具過半矣。獨是柴胡證往來寒熱者多。手足温者有之。未聞但具四逆證也。手足冷而頭汗出者有之。未聞四逆具而無頭汗也。。陰不得有汗。。此殆少陰柴胡證。。卻非太陽柴胡證者歟。。夫所謂太陽柴胡證者。。大率邪氣入少陽。。正氣未嘗入少陽。。太陽篇血弱氣盡節已明言也。。或則邪氣正氣俱轉入少陽。。少陽篇本太陽病不解節又明言也。。得毋本證又邪氣因出耶。。抑本少陰病不解。。轉出少陽耶。。非也。。少陰病固不能出。。連累少陽亦不能出。。蓋少陽効忠於君火。。方且助陰樞之轉而不暇。。迫得放棄其本職。。反令陽樞寂然而不動。。安得有往來寒熱乎。。陽樞與陰樞不相順接。。則陰陽氣不順接。。安得不四逆乎。。其或然諸證。。皆由餘邪激動其暗潮。。故有臟腑不和之狀態。。是亦因臟腑相連。。而被其影響者也。不言喜嘔者。邪高故使嘔。邪不高故使利不使嘔也。非快利故曰泄利。非下奔故曰下重。此不下利之下利也。治法不能出柴胡湯之範圍。亦不能襲柴胡湯之窠臼。加減之中復加減。是柴胡湯中與而未盡中與也。況太陽篇陽微結節。一則曰不得爲少陰。再則曰故知非少陰。而後與柴胡。可知少陰無主柴胡之例。與其認作少陰柴胡證。毋寧謂爲四逆柴胡證。毋寧不謂爲柴胡證。但謂爲四逆證也。從上文四逆湯證引出四逆散證。方旨又大相逕庭矣。加減法並詳註於後。

四逆散方

甘草炙　枳實炙破水漬　柴胡　芍藥

右四味。各十分。搗篩。白飲和服方寸匕。日三服。

後加減法。

欬者。加五味子乾薑各五分。幷主下利。

悸者。加桂五分。

小便不利者。加茯苓五分。

腹中痛者。加附子一枚炮令坼。

泄利下重者。先以水五升。煑薤白三升。去滓。以散三方寸匕納湯中。煑取一升半。分溫再服。

本方非少陰藥也。。不過假少陽之力治少陰耳。。猶乎柴胡湯假少陽之力治太陽。。特本條無往來寒熱等證。。以邪在下焦而不在胸脇。故去參夏薑棗黃芩。而但取柴甘。柴胡湯之精義猶存也。胡支配芍藥枳實。反與柴胡湯本旨不符耶。小柴去芩加芍。爲腹痛而設耳。大柴去甘用實。爲下之而設耳。本方則大有作用也。芍藥用以解太陰之結。枳實用以解陽明之結。中土不結。而後土氣復灌於四旁。二味正爲四逆而設也。苟無芍實。試思柴甘之緩力。能轉移中土之障礙乎。合四味則一轉而無不轉。其各用十分者。銖兩相若。則工力悉敵可知。何以用散不用湯耶。取布散之義。從少陰散出少陽。令陰樞陽樞一齊轉。此又以少陽之藥。還治少陽。一方作兩方用者也。雖然。設長沙不立方

○○吾恐主眞武者十之九矣○○眞武證何嘗非其人或欬乎○○彼方加干薑五味及細辛○○本方則不倣眞武而倣柴胡○○蓋邪氣射肺而欬○○與水氣射肺而欬○○固自有別也○○補一法曰并主下利○○本方有兼長之效力○○更不必旁及他方矣○○悸者加桂不加苓○○又與柴胡條下有出入○○大抵柴胡證之悸○○多由水道之不通○○本方之悸○○實由陽氣之不振也○○小便不利加茯苓○○是傷寒之通例○○亦柴胡湯之定例○○加苓利水○○猶意中事○○腹中痛者何以加附子耶○○匪芍藥之不逮○○恐太陰被寒○○則結而不開○○故炮令坼○○坼者開也○○太陰主開者也○○泄利下重者先煮薤白○○薤白詎止利乎哉○○上焦通則下焦不泄○○中焦

通則下焦不墜。。此通因通用法。。是亦匡柴胡甘草枳實之不逮也。。反揆上文種種下利方。。以下則愈出愈奇矣。。

少陰病。。下利。。六七日。。欬而嘔。。渴。。心煩。。不得眠者。。豬苓湯主之。。

自利而渴屬少陰。。下利而渴亦屬少陰乎。。抑屬少陰臟乎。。下利六七日之久。。當然屬臟。。渴又不得爲其臟有寒。。寒去欲解而後渴。。顯非屬臟之明徵。。且利且渴宜乎屬少陰。。欬嘔又不得爲下焦虛有寒。。上焦有寒而後欬。。中焦有寒而後欬而嘔。。亦無屬少陰之明徵。。無徵誰復信爲少陰病耶。。少陰病衰則渴止。。渴未止故病未衰也。得毋因渴致嘔耶。本渴而飲水若嘔者。在太陽且有柴胡湯之禁。矧少陰嘔乎。然則因欬轉渴耶。不渴服湯已渴者。在太陽且有小青龍之續。矧少陰欬乎。彼非渴而欬。渴而嘔也。乃欬而嘔。就令不渴仍欬嘔也。亦非欬而渴。嘔而渴也。乃渴自渴。就令不欬不嘔仍渴也。特下焦虛有寒之渴。則在下之邪。無制水之能力。引水自救爲有效。上二焦虛有寒之渴。則在上之邪。有制水之能力。引水自救爲無效耳。故同是渴也。屬少陰則邪從小便去。飲水可以滌餘邪。彼證所以小便白。不屬少陰則邪不從小便去。餘邪反搏其水飲。本證所以欬而嘔也。雖然。自利而渴之病形不復覩。得一下利而渴之形已足多矣。素問熱論謂口燥舌乾而渴。已約略舉少陰受病而言。是渴字可爲熱論註脚。又爲篇内種種下利之陪客也。惜其非先煩而後渴。一若愈渴而愈煩。水不救煩可知。心煩又非但欲寐。欲寐不至不得眠。失眠則無所用其寐。眠亦寐也。翕目爲眠。陰不行故目不合。勢必愈不眠而愈渴。是本證有本證之病形。比諸病形悉具之少陰。殆髣髴而髣髴也。彼條長沙不立方。小便白應毋庸復利其小便。本證又從何着手耶。欬嘔似乎有水氣。眞武胡以不倣行。眞武條下無渴字。心煩不眠似乎有火氣。黃連阿膠胡又不竟行。黃連阿膠條下亦無渴字也。渴者與豬苓。金匱之明訓也。下句曰餘皆倣此。豬苓湯之泛應不窮可想矣。方中茯苓澤瀉爲嚮導。滑石則下行其清肅。阿膠則深入其坎泉。若化水氣爲甘露。救坎腎之不能自救者。功在豬苓也。豬屬腎。豬苓以肖腎得名者也。究與欬嘔無牴觸耶。欬嘔不渴其邪陰。欬嘔加渴其邪陽。有屬臟不屬臟之分也。何不針對下利耶。腎開竅於二便。服湯則邪從小便去矣。陽明小便不利主豬苓。可悟水道正去邪之捷徑。且借用陽明豬苓湯以治渴。猶乎上條變通太陽柴胡湯以治逆。上條對於少陰少陽同手眼。本條對於少陰陽明同手眼。少陰不治取陽明。又起下文急下陽明三大法也。

少陰病。得之二三日。口燥咽乾者。急下之。宜大承氣湯。

本條看似有省文。疑其省卻句中一渴字也。素問熱論明明少陰受病口燥舌乾而渴。又曰少陰病衰。渴止。不滿舌乾。在二三日病雖未衰。而口燥咽乾則備嘗矣。焉有不渴耶。吾謂舌乾而後渴。未嘗咽乾亦渴也。口燥煩縱有渴。口燥未嘗渴也。太陽大陷胸證舌上燥而渴。陽明白虎加人參證渴欲飲水。口乾舌燥。凡渴不渴多繫乎舌而不繫乎咽。言咽不言舌。是未嘗渴可知。且與上條渴字示區別也。獨是少陰脈貫腎絡肺繫舌本。舌不乾與少陰何涉。惟乾燥二字則數見於陽明耳。。何居乎特書少陰病耶。。又實指之曰得之二三日。。一若恐人不分辨其爲少陰得病。。抑陽明得病也者。。夫至三日少陰與陽明之比較。。則陽明脈大。。少陰能有大脈乎。。然但見口燥咽乾無餘證。。畢竟少陰有遁情。。吾無以別之。。別之爲少陰得其病。。陽明得其證。。庶乎一面見兩面矣。。蓋腎者胃之關也。。過渡陰邪之捷徑者也。。經謂臟氣實。。邪氣入而不能容。。故還之於腑。。則腎邪入胃。。尤意中事。。勿謂入腑則愈也。。邪從下關入。。上中下三關皆有容邪之餘地。。當與陽明三急下形異而病同。。不過陽明病以胃家爲主觀。。少陰病以腎臟爲主觀耳。。何以陰證一不具耶。。下關有實邪以爲之梗。。其閉實少陰之病形者。便有閉實之形。正於無少陰證處露出少陰也。彼陽明病曷嘗無鼻燥口燥舌燥咽燥乎。與及鼻乾口乾乎。而二三日倏然而乾燥者無有也。以其未經汗下利小便亡津液。則乾燥無原因。當然不屬陽明。是又於無陽明證處露出少陰也。胃家實者半。腎臟實者亦半也。何以腎陰亦實耶。實者氣入。不獨腎氣入而不能出。胃氣亦入而不能出。腎邪入胃則實胃。胃氣入腎又實腎也。宜其水穀之海一落。涇土立變爲焦土。如隆冬亢旱。燥勝則地乾也。地雷不復。則鴻鈞不轉。果用何藥以發地下之藏乎。曰急下之。宜大承氣湯。霹靂哉。此湯也。然而陽明大承氣證無口燥咽乾字樣。。有口乾咽燥字樣又不主大承氣。。誠以燥氣浮動。。乃胃家未實之明徵。。何對於陽明則慎下。。對於少陰反急下耶。。不知陽明病則實邪合物質爲一爐。。恐下之未成鞕。。與胃氣有牴觸也。。本證則實邪與物質不相入。。所下決非溏。。反與胃氣無牴觸也。。胃氣與陰邪不兩立。。自有受邪不受邪之分。。在陽明病之乾燥。。爲未然之實。。少陰病之乾燥。。是已然之實矣。。以實邪辟易焦土之燥氣浮於上故也。。固無少陰之裏證。。又髣髴陽明之無表裏證。。何所顧忌而不急下之乎。。不然。。以長沙之大德。。豈因愛惜少陰之故。。而不愛惜其陽明。。出此以羊易牛之下策哉。。

少陰病。。自利清水。。色純青。。心下必痛。。口乾燥者。。急下之。。宜大承氣湯。。

下利而有清水字樣乎。。清穀則見之熟矣。。夫以去穢遠濁之魄門。。果不清穢清濁而清水乎哉。。且曰色純青。。青亦清也。。非青綠之謂。。乃青白之謂。。不雜土穀之黃。。故曰青。。不雜爐火之赤。。故曰純青也。。苟非傾倒坎腎之泉。。何至若是。。上條人或不信爲少陰病者。。本條則信之篤矣。。獨是坎水之中。。有水穀之精在。。有水火之根在。。若無天然之淘汰。。安能水去而火留。。水去而穀留耶。。得毋寒氣生濁。。熱氣生清。。餘邪化熱不化寒。。不曾澄之使清耶。。固也。。本證乃自利清水。。非下利清水也○○夫使少陰下利○○就令水陰告竭○○斷無其色純青之理○○腎臟其味鹹○○其臭腐故也○○且上文種種下利證○○曷嘗不下水○○焉有一滴不漏之下利證乎○○正惟不曰下利曰自利○○顯然認定爲水穀之海之水○○與水臟之水劃分鴻溝也○○蓋少陰病本與陽明無涉○○乃無端而自利證具○○藉非海量之胃家○○安有如許之水乎○○然胃家亦有傳化之穀在○○有游行之火在○○胡又沒收其穀色與火色耶○○蓋由腎邪截留胃上之穀○○故水青而不黃○○隔斷胃上之火○○故純青而不赤○○此又立變胃之上關如石田○○中關下關如懸瀑○○中下不閉其上閉○○上關適當心下之部位○○斷言之曰心下必痛○○其腹中必不痛可知○○

中下二焦通故腹中不痛。。上焦不通故心下痛也。。毋寧忍痛須臾。。徐俟其自利自止乎。。無如其口乾燥。。脾開竅於口。。胃脈還出挾口。。是胃中之乾燥不待言。。即脾土亦無春夏氣。。胃閉則脾亦閉。。地氣未由以奉上。。太陰不開則口乾燥矣。。况其自利尚無底止乎。。設或引太陽心下痞證爲前車。。中焦不敢理。。而以赤石脂禹餘糧爲嘗試。。其心下之痛。。尚堪設想乎。。孰意長沙一若以自利爲未足。。急下之以速其下。。既不獲愛惜其水者。。復不愛惜其穀。。倘清水不已而清穀。。將奈何。。夫豈特有四逆湯在哉。。凡急下證非指鞕便燥屎而言。。熟腐之積穀不受邪。。當然無初鞕後溏之慮。。特實邪之孔道。。

不鑿則不開○○惟大承氣雖小亦能破耳○○非以急下爲孤注之擲也○○覺心下必痛爲正鵠○○長沙已箭在弦上矣○○誠以天關閉故地軸不能轉○○急莫急於地氣之上爲雲○○地氣上則水亦上○○雨出地氣也○○水上則下歸於泉○○雨氣通於腎也○○雨氣發源於腎○○而歸源於腎○○地氣上者屬於腎也○○地天不交泰○○則胷其腎矣○○大承氣誠雷霆而雨露哉○○通其塞卽以塞其通○○下者上之機也○○保全胃水效猶小○○保全腎水功寔大也○○此與陽明少陽合病節○○同一手眼○○本論下利主大承氣者僅兩條○○彼證容易錯過是有宿食○○本證容易錯過是無宿食○○要其驚人之舉○○直貫千載而下矣○○

少陰病。。六七日。。腹脹。。不大便者。。急下之。。宜大承氣湯。。

上兩條有乾燥當然無燥屎。。有燥屎則燥氣閟而不浮。。陽明大承氣證所以無燥乾字樣也。。本條則不曰口燥咽乾矣。。不曰口乾燥矣。。此正胃家實之明徵。。况少陰病六七日。。經氣已周。。依然不大便。。不有屎定成鞕乎。。直謂之正陽陽明病可也。。得毋六七日少陰病衰而後邪入於腑。。因而不大便耶。。果爾。。則入腑卽愈矣。。何急爲。。無如胃家實證又祇有腹滿字。。無腹脹字。。吐後腹脹滿。。與調胃承氣則有之。。未有腹脹之大承氣證也。。蓋脹與實尚隔一層。。滿與實則兩層原是一層。。滿實交迫○○實極故滿○○脹熱交迫○○熱極故脹也○○經所謂諸脹腹大○○皆屬於熱者是也○○胃家實證乃化熱而爲實○○故大承氣攻實而非攻熱也○○實而且熱○○似非大承氣所宜○○然使熱而非實○○何至六七日不大便耶○○此正少陰熱氣有餘之明徵○○內經謂形有餘則腹脹○○指太陰之臟有餘也○○志有餘則腹脹○○指少陰之臟有餘也○○有少陰之餘熱實其胃○○便有少陰之餘熱脹其腹○○在陽明病之胃實無餘熱者○○少陰病之胃實則有餘熱矣○○吾得而斷之曰○○陽邪化實則腹滿○○陰邪化實則腹脹○○胃之中關實則正對其腹○○上條地氣被壓於心下○○腹氣猶自若○○本證土氣不灌於四旁○○則腹氣結爲脹也○○腹脹則脾不能

為胃行其津液。安得有大便乎。腎開竅於二便。不大便又腎竅不利之明徵。然則有燥屎耶。胃不化而脾不磨。泌汁糟粕無以別。何燥屎之有。胡為二三日不下。六七日豈非下之已晚耶。未急不敢先。既急不敢後。正惟六七日穀氣衰。而後中關皆實邪之勢力範圍也。中關富於穀故也。急下云者。乃提撕因循坐誤者之詞。長沙寔從容而不迫也。觀於大承氣原有分溫再服之條。對於急下獨無止後服之禁。則凡急下證必矢無虛發可知。亦非一發難收又可知矣。

少陰病。脈沉者。急溫之。宜四逆湯。

本條在畏大承氣者有藉口矣。疑是為急下之三字臨崖勒馬也。意者脈沉雖有大承氣證。亦宜變易方針乎。然急與急之比較。實無兩權之餘地。吾恐四逆承氣之訟未休。而大事去矣。彼脈沉而得麻黃附子細辛湯證者有之。得附子湯證者有之。從無得急溫之脈。而得急下之證。亦無得急下之證。而得急溫之脈者也。以上言急下證有病形之流露。本條急溫證無病形之流露故也。內經謂是以知病之在脈。舍脈別無知病之端倪。在太陽陽明則沉爲在裏。在少陰則沉爲在脈矣。緣在體之脈。乃少陰之熱神在於是。故少陰之病形亦在於是。病有遁形。少陰能勿遁形哉。特遁之無可遁者。惟脈沉焉已。易微細而爲沉。是猶墜少陰之氣化於九淵之下○○變爲在地之水○○謂之六經無少陰可矣○○夫脈者血之府也○○脈寒則血寒○○血温則脈温○○不曰熱之曰温之者○○救穀尤急於救火○○治陽明尤急於治少陰也○○脈資生於胃中之穀氣○○故另立厚培穀氣之温法○○與上三條急下反比例○○與下條急温正比例也○○曰宜四逆湯○○非四逆而反宜四逆○○未四逆又急行四逆○○此上工所以治未病○○而急下急温○○則大有分寸○○大承氣湯之急○○急在目前○○先其時不得也○○四逆湯之急○○急在幾先○○後其時不得也○○

少陰病○○飲食入口則吐○○心中温温欲吐○○復不能吐○○始得之○○手足寒○○脈弦遲者○○此胸中實○○不可下也○○當吐

之。。若膈上有寒飲。。乾嘔者。。不可吐也。。急溫之。。宜四逆湯。。

本條少陰不沉矣。。不沉則逆。。逆則吐。。奈何飲食入口則吐。。不獨未入胃也。。並未到膈到胸也。。到嗌而已。。地氣通於嗌。。顯見腎邪挾地氣以上衝。。地氣上者屬於腎也。。然吐食可也。。飲亦吐耶。。胡甚於太陰之食不下耶。。有寒則吐食。。有飲故吐飲。。宜其既吐猶有未吐者在也。。夫豈欲吐飲食哉。。無如欲不吐而不能。。又豈不欲吐寒飲哉。。無如欲吐復不能。。不能吐則亦已矣。。何必吐之始快耶。。蓋心中有溫溫在。。便有少陰之本熱在。。欲吐乃出於心中之不容已也。。不能吐更不容已於吐也○○此豈得之二三日以上○○纔有如是之見證哉○○始得之已是陰寒用事○○將手足之陽○○一齊收縮○○於是乎手足寒○○寒多溫少○○即溫溫亦心陽之末路○○況無水穀之溫氣以奉心乎○○且脈弦遲○○遲爲寒脈○○弦爲飲脈○○必寒飲去心中不能以寸○○而後欲吐之情急也○○殆不出胸與膈之兩部○○爲受飲之旋渦○○如其胸中有寒飲也○○則重壓其心○○溫力不能反動而爲吐○○如其膈上有寒飲也○○則偪處其心○○溫力不能提挈而爲吐○○同是不能遂其欲吐之私○○而胸與膈則逕庭矣○○特指之曰此胸中實○○結胸之實不止胸中實○○胸中之實不同滿胸實○○陷胸不中與○○就令痰飲有下法○○此證不可下○○下之與欲吐之

情不相得。且恐胸中之寒。下注入心也。當矜其不能吐而吐之。不必拘拘於痰飲無吐法也。若膈上有寒飲。是又變動不居之寒飲。非着實不去之寒飲。不得謂之膈上實矣。何以知其在膈不在胸耶。上焦其治在心下膈。乾嘔則寒侵上二焦可知。無乾嘔故曰胸中實。有乾嘔故曰膈上有寒飲也。胸可吐而膈不可吐。吐之與不能吐之機又相失。且恐膈上之寒。上逆入心也。則將下之乎。金匱脈數弦者。則曰當下其寒耳。未聞弦遲之脈而可以議下也。聽之可乎。此乃始得之之病形。未知作何究竟也。緣寒飲乃坎泉之上湧。腎水所立化而成。與金匱四飲不相類。彼飲家不卒死。延至一百日或一歲者恆有之○○痰飲門有弦脈無遲脈故也○○即遲脈以窮其變○○恐轉瞬有腎水陵心之慘矣○○曰急溫之○○宜四逆湯○○金匱諸飲無急溫之文○○亦無行四逆之例○○對於本證無待再計决者○○地氣收則腎液藏○○中溫下自溫○○下溫上亦溫也○○膈上之障礙物○○特腎邪之幻相者也○○

少陰病○○下利○○脈微澀○○嘔而汗出○○必數更衣○○反少者○○當溫其上○○灸之○○

少陰病有乾嘔○○無乾利也○○有下利或嘔○○無嘔而汗出也○○即不利不嘔亦無汗○○上文反汗出者僅一見○○陰不得有汗故也○○惟水與汗則大相反○○水自有而之無者○○

復自無而之有。緣諸水皆生於腎。而根本於寒。往往愈利愈寒。而水愈生。水與利互爲其消長。更衣不數不見其少。若數更衣必訝其多也。蓋有源之水雖罄。無源之水未罄也。奈何既得下利之微脈。復得汗出不徹之濇脈乎。苟一面下利。一面汗出。是下竭上亦竭。少陰不足以供矣。夫汗傷心液。利傷腎液者常也。豈非手足少陰俱病耶。無如其手少陰非病於上。足少陰亦非病於下也。乃顛倒少陰之標本。下病易爲上。上病易爲下也。上條欲吐不能吐。腎邪不欲從吐解也。本證嘔而汗出。腎邪欲從汗解也。無如下利則手少陰與諸陽不接而脈微。足少陰與諸陽不接而脈濇。於是

嘔而不吐○○不能吐出腎邪則愈嘔○○嘔而後汗○○不能汗
解腎邪則愈汗○○故其汗非心液所化之汗○○直是腎液翻
騰之汗○○觀於汗由嘔出○○顯見不嘔便無汗○○陰氣逆衝
故使嘔○○因嘔水不盡○○則變水為汗○○宜其多一次嘔○○
多一次汗也○○其下利亦非腎液所泄之利○○直是心液下
脫之利○○觀於必數更衣○○顯見因數不得不更衣○○陽氣
疾趨是以數○○卽更衣不停○○非因水為利○○宜其多一次
利○○反少一次水也○○是之謂嘔不乾而利乾○○其在上之
嘔逆而易○○可作下利不止觀○○其在下之利疾而艱○○可
作不得有汗觀也○○質言之則上寒下熱而已○○上當溫○○
下亦當溫也○○以其熱非協熱下利之熱○○實心陽下墜之

熱。。陽非温不升也。。且未嘗曰不温其下。。更未嘗曰當涼其下也。。特温之未免增其熱。。恐久鬱之陽益熾。。不如獨温其上。。令寒水一蟄。。則君火自還其本位。。不温之温。。妙於温耳。。雖然。。何者是温上之方乎。。舍四逆湯無温法。。但四逆湯之温力。。胥上下中邊而俱到。。上兩條對於脈沉。。則從胃中温入脈。。對於寒飲。。則從膈上温到腎。。如之何其能令四逆湯注上不注下乎。。曰灸之。。俾藥力聽命於火力。。火力盛行之處。。温氣取其重。。火力微到之處。。温氣取其輕。。灸頂門百會穴。。行使其藥以厚集其温。。則身以上不啻秋陽之曝。。身以下亦如初日之升矣。。在上焦受之爲以火制水法。。徐徐而及於下焦。。又以火救火法也。。不善用火必强責少陰汗。。善用火則止嘔以止汗。止汗以止利也。。蓋火化爲温。。火氣不至於焚劫。。温化爲火。。温力愈覺其有餘。。合温灸爲一法。。通上下爲一氣。。可悟上文吐下二法。。吐之通上即通下。。下之通下即通上矣。。

讀過傷寒論卷十三少陰篇豁解終

讀過傷寒論卷十四

新會陳伯壇英畦著
男 萬駒
受業 鄧義琴 林清珊 仝校

厥陰篇豁解

厥陰之為病。消渴。氣上撞心。心中疼熱。飢而不欲食。食則吐蚘。下之。利不止。

厥陰篇何以無屬厥陰三字乎。足厥陰為絕陰。以其應下而偕上。手厥陰為絕陽。以其應外而反內。絕陰絕陽。便與太陽不相順接。無所用太陽之轉屬。且厥陰以風為本。有感斯通。不特直接中風。並直接傷寒。本論冠傷寒二字。太陽厥陰為獨多者。太陽為化之始。寒邪利用之以極其變遷。厥陰得氣之先。寒邪利用之以行其殺伐也○○風爲百病之長者○○厥陰長之也○○書厥陰之爲病○○厥陰旣授邪以柄○○必爲邪氣所操縱○○特少陽無辜而殃及○○爲可惜耳○○厥陰中見少陽○○又從夫少陽○○其絕而未至於斷者○○恃有少陽在○○無奈厥陰受其病○○則少陽被其災○○不獨本條爲然也○○何以不書見厥二字耶○○先寫手厥陰病○○故其厥未張○○何以不書發熱二字耶○○手厥陰病熱不在手而在心包○○必厥陰退而少陽進○○纔發熱○○纔是與厥相應之熱○○厥熱證不具○○胡又渴耶○○下文因渴而愈者凡三見○○得毋先露其愈兆耶○○無如其不但渴而消渴○○渴是少陽之化之洋溢○○消渴則飲入之水無底止○○熱邪焚劫上焦可知○○上焦其治

在心下膈。與心包相表裏。上焦病正顯出心包病。則但見一證。手厥陰證已無遁形矣。不觀金匱消渴門。亦以厥陰之爲病冠首乎。特與足厥陰病不同論。故消渴二字爲僅見耳。且足厥陰之氣爲風氣。手厥陰之氣爲火氣。書氣上撞心。邪氣挾心包之火氣。上撞心宮。故心中疼而且熱。因熱而渴。因渴而飢。飢渴之害害三焦。三焦爲水穀之道路故也。何以不除中耶。幸未以黃芩湯徹其熱。除其熱。其熱續在。知少陽尚在。無如賊火之氣盛。則壯火之氣餒。飢而不欲食。食氣無興味又可知。縱非不能食。能食亦遭蚘蟲之劫。蓋游火不足以溫之。則水道變爲蟲道。經謂其甘蟲。

邪傷肝者可類推也○○蟲食其食○○吐蛔即吐食○○與不能食等也○○上焦固消○○中焦不消亦消○○苟誤認消渴疼熱爲可下○○下之必並消其下而利不止○○三焦如脫底之筒矣○○有不大厥立至乎○○玩本條語氣○○不過形容手厥陰病○○尚未形容足厥陰病○○實則純爲中見之少陽立竿見影○○故假心包三焦一面形出手厥陰○○一面形出手少陽○○誠以厥陰病有中見之少陽則生○○無中見之少陽則死也○○

厥陰中風○○脈微浮○○爲欲愈○○不浮爲未愈○○

上條手厥陰傷寒○○本條手厥陰中風○○不說中風證○○但說中風脈○○不說中風之病脈○○但說中風之愈脈未愈脈

。夫誰信爲厥陰中風耶。且與少陰中風同脈象。在少陰但曰陽微陰浮耳。陰尺正少陰之部分。尺脈名少陰也。宜乎尺以候少陰也。若寸微尺亦微。尺浮寸亦浮。與厥陰何涉耶。不知微浮脈爲全論所未見。三陽病陽微必不浮。陽浮必不微。惟三陰病則雖浮亦微焉已。太陰脈仍然微自微。浮自浮。獨少厥則脈浮不離乎微。以太陰在廣明之下。可微亦可浮。少厥居太陰之後。故祇有微浮也。既與少陰脈同而異。又不象太陰之陽微陰濇而長。非厥陰而何。浮則爲風。浮爲在外。非中風脈而何。浮而不微。汗解則愈。浮而且微。不汗解而亦愈。是厥陰中風。當然脈微浮。中風欲愈亦當然脈微浮。一脈可作兩脈看也。書中風實喜其中風。病猶不病之稱也。反言之曰不浮爲未愈。正坐實其不浮必幾於浮。未愈必至於愈耳。蓋同是厥陰病。此獨不爲陰邪之愈引而愈深。而爲陽邪之旋入而旋出。一若所至之處。秋毫無犯者然。未始非外邪之厚待厥陰也。亦厥陰有拒邪之能力以禦之。而後根本枝葉無動搖。宜其祇有中風脈。無中風證也。本條不過爲通篇之陪客。非凡厥陰病當脈微浮也。下文不藥而愈之證凡六見。未嘗有脈微浮三字。寸脈反浮數者且清膿血。未嘗有爲欲愈三字也。然不識中風。安識傷寒乎。不識中風脈爲可喜。安識傷寒脈爲可憂乎。無中風證且有愈有未愈。況傷寒有種種見證乎。

厥陰病欲解時。從丑至卯上。

陰盡於丑。陰氣過去。絕陰之時。陽氣未來。絕陽之時。丑時正厥陰之絕處。從丑至寅。則陰陽氣相順接矣。由寅而卯。又少陽復王。厥陰得中見之化。當然絕而復續。緣少陽屬腎而將兩臟。少陽主樞而位三陽。大爲厥陰之助力也。厥陰從中見。故解病亦從中見耳。

厥陰病。渴欲飲水者。少少與之愈。

渴欲飲水亦厥陰病耶。太陽五苓證有渴欲飲水四字。白虎加人參證且大渴欲飲水數升。陽明白虎加人參證。豬苓證、。渴欲飲水亦兩見也。不獨本條爲然也。況少少與之愈。尤不出太陽陽明之治法。太陽欲得飲水者曰少少與飲之。陽明渴欲飲水曰少少與之。少少一以和胃氣。少少一以救陽明。又不獨可以愈厥陰也。得毋以欲飲水三字形容其消渴耶。非也。消渴不由其不飲。就令飲而不甘。不容已於飲也。欲飲則有引水自救之實情。皆由決瀆之官。鬱而未暢。在少陰之渴。爲救下焦虛者。厥陰之渴。爲救上二焦虛也。觀其少少與之而不奢於求。是飲而有節。尚能遊溢精氣可知。比諸消渴。大有微甚之分矣。夫陽病渴者且與五苓。焉有厥陰而晏然無恙哉。下文厥而心下悸者。安知非由飲積所致乎。。上文消渴有種種之變遷。。保無渴水亦變遷乎。。本條差幸無餘證耳。。設或有表裏證。。或表裏俱熱。。則涉太陽五苓白虎之問題。。或口乾舌燥。。或脈浮發熱。。則涉陽明白虎豬苓之問題矣。。否則下利欲飲水。。又涉下文白頭翁證之問題矣。。上條除脈微浮外無一證。。此其所以爲厥陰之中風。。本條除渴欲飲水外無二證。。此其所以爲厥陰之傷寒。。舉傷寒之最輕者爲起例。。下文始愈引而愈深耳。。

諸四逆厥者。。不可下之。。虛家亦然。。

示不可下之禁。。厥陰通篇無下法。。篇首曰下之利不止。。篇末曰利之則愈。。利之非下之也。。以利小便之法利大便○○令氣化能出則小便利○○令津液還入則大便利也○○下文曰厥應下之○○下其厥○○非下其熱也○○以辛溫下厥○○非以苦寒下熱也○○下文癰膿膿血諸證○○俱無主下之方○○可概見矣○○即有燥屎者僅與小承氣○○而不行大承氣○○是不獨諸四逆厥不可下○○諸四逆厥尤不可下云爾○○推言之曰虛家亦然○○緣厥陰無實證之足言○○渴固虛○○飢亦虛○○嘔食固虛○○便血亦虛○○汗出固虛○○發熱亦虛○○下文脈虛下之死○○證虛脈虛故主死○○下利脈反實者死○○證虛脈實○○即不下之亦死也○○獨是厥陰之厥狀不勝書○○熱狀不勝書○○苟誤會虛家之厥皆熱厥○○必誤認虛家之熱爲實熱○○毅然而下之者有之○○豈知實家

往往掩其熱。虛家頻頻露其熱。大承氣證具在。何嘗有炙手可熱之胃家實乎。玩虛家二字。總束全論虛家與實家。玩亦然二字。總束全論治虛與治實。以虛家爲厥陰之主觀。以實家爲厥陰之客觀。就令下藥不入腹。已覺險象環生矣。況下之乎。惟吐之則下文瓜蒂散。亦偶一爲之。汗之則一見於桂枝。一見於柴胡。究未明言其發汗也。麻黃升麻方下。始云汗出愈耳。然吐可也。汗可也。若昧昧而下之。則違背聖訓者也。

傷寒。先厥。後發熱而利者。必自止。見厥復利。

熱者寒之對。非厥之對也。曰厥熱不曰寒熱。寒熱已不相稱矣。故厥陰無往來寒熱。祇有先後厥熱。以其無往來之神機。祇有勝復之日期也。雖然。厥可也。熱可也。無論先厥後熱。前熱後厥。但期厥少熱多。則庶幾可愈也。若發熱而厥。或微熱見厥。是一面發熱一面厥。爲難治。若發熱下利厥逆。發熱下利至甚厥不止。是一面發熱下利一面厥。若下利手足厥冷無脈。下利後脈絕手足厥冷。是一面下利一面厥。則不止難治之問題。涉於生死之問題。逈非先厥後熱之比也。書傷寒。厥陰直接傷寒也。書先厥。厥陰受邪。宜乎其厥。書後發熱。厥陰爲絕陽。非厥陰能發熱也。陽浮者熱自發。乃少陽援助厥陰之熱力。從下焦升發而上○○下焦升則中焦降○○拒厥陰在下之邪○○從下焦出○○故發熱而利○○下焦主出亦主升○○少陽有自主之權○○故必自止○○利止則厥陰之邪去其半矣○○少陽之功亦竟矣○○苟利不止而復厥○○是厥陰下利而厥○○雖發熱無當也○○惟利止後見厥○○不獨見厥而復利○○與續得下利者不同○○顯出前此之下利從熱解○○後此之下利從厥解○○前此下厥陰在下之邪○○後此下厥陰在上之邪○○是下利正以下其厥○○下文謂厥應下之者此也○○還其厥利之眞相○○故見厥復利○○非見利復厥也○○利而厥○○是利厥○○非厥利也○○厥利與熱利同而異○○熱利是醞釀已成之熱○○其利下重○○不與白頭翁湯○○熱邪遲遲而未去○○厥

利是未經脫化之寒。其下不重。卽不事湯藥。寒邪已去而不留也。此厥利之最輕者也。

傷寒。始發熱六日。厥反九日而利。凡厥利者。當不能食。今反能食者。恐爲除中。食以索餅。不發熱者。知胃氣尙在。必愈。恐暴熱來。出而復去也。後三日脈之。其熱續在者。期之旦日夜半愈。所以然者。本發熱六日。厥反九日。復發熱三日。幷前六日。亦爲九日。與厥相應。故期之旦日夜半愈。後三日脈之而脈數。其熱不罷者。此爲熱氣有餘。必發癰膿也。

傷寒開始便發熱。非少陰病卽厥陰病矣。但少陰反發熱則熱不長。厥陰則有六日之熱。尙得謂之始發熱耶

○○始字對終字而言○○亟欲觀其究竟也○○蓋熱狀爲厥狀之伏綫○○熱必繼以厥○○陰病還其陰○○厥又續見熱○○陽罷復其陽○○纔有愈期也○○何以發熱六日無下利耶○○先厥後發熱而利○○是熱勝其厥○○若發熱下利○○則難免於厥○○上熱下厥爲危候○○設利甚厥不止則死矣○○惟熱時無厥利○○則熱露而厥藏也○○厥時有厥利○○則厥露而熱藏也○○孰意其厥反九日而利○○利固太過○○厥亦逾期○○厥多熱少爲病進矣○○雖然○○九者數之盡○○厥盡可也○○熱盡不可也○○倘發熱九日○○而一發無餘○○不能爲厥利之後盾○○將奈何○○是厥多熱少之比較○○仍有餘望也○○將望其能食乎○○有胃氣而後能食○○能食便能續其熱○○

從未有失穀昌而得穀亡者。特非所論於厥利也。醫者亦知凡厥利者當不能食乎。陰被其寒。焉能納穀。今反能食。豈第恐其多食有所遺哉。曰恐爲除中。乃不祥之病名也。本論能食不勝書。何厥陰突以除中二字駭人耶。相火游行於其間者中州也。中焦之所以主化者。與胃氣互爲其消長。壯火食胃氣。取給於胃氣者也。胃氣食少火。取給於少火者也。必壯火之氣衰。而後胃氣足以供壯火。少火之氣壯。而後少火足以供胃氣。且壯火散胃氣。正樂得其衰。少火生胃氣。正樂得其壯。氣與火兩得其平。斯謂之眞能食。苟除去其當中之陽火。生出在下之陰火。是改壯火少火爲雷火。有散氣無生氣。其火霹靂。故曰除也。計惟食以索餅以餌其肝。如麻餅之屬。麻爲肝穀也。其食後即發熱者。顯見陰火出而刼食。木生火則土生熱。所謂胃氣生熱。其陽則絕者是也。不爾。則胃氣尚在。少陽亦在。知胃氣可以卜少陽也。曰必愈。向之未敢必其愈者。因其食爲暴食。恐暴食往則暴熱來。隨來隨出。有出無入。復隨出隨去。有去無回者暴熱也。不同發熱之有循環者也。後三日脈之。候其熱度之何若。其熱續在者。期之旦日寅卯。夜半從丑愈。何以云續在耶。得毋其熱先斷耶。非也。緣厥時得厥脈。熱雖在如不在。熱時得熱脈。熱不在又續在也。曷云其熱耶○○其熱非邪熱○○乃少陽火鬱未發之熱○○反對餘邪者也○○何以不發熱耶○○不發熱有不發熱之所以然○○復發熱有復發熱之所以然○○蓋厥九日而利○○則病衰熱自衰○○無取發熱○○其熱便是無形之發熱○○若厥九日而不利○○則陽浮熱自浮○○正宜發熱○○其熱必爲有形之發熱○○故雖未發熱六日○○假令厥亦六日○○則陽氣留無盡之藏○○無所用其續○○亦無所用其復○○無如厥反九日○○不止六日○○宜其復發熱三日○○并前六日○○足九日之數○○與厥相應○○發熱應在證○○其熱應在脈○○陰陽不紊○○斯愈病無愆期○○故期之旦日夜半愈○○苟陽根已斷○○談何容易○○距離九日而能復續乎○○曰後三日脈之○○與上日

又不同論矣。。前此之六日與三日。。當然脈數。。後此之三日。。脈數爲太過。。熱雖罷而其熱不罷者。。顯見陽氣不肯干休之脈。。是熱邪有遁情。。其熱無遁形。。勿謂其熱有餘也。。此爲熱氣有餘。。又不發熱之發熱。。熱留經血而未去。。或因多食有遺者未可知。。曰必發癰膿。。厥陰臟多血。。故主膿血。。其後仍不免於發熱。。金匱謂癰膿應當發熱也。。

傷寒。。脈遲。。六七日。。而反與黃芩湯徹其熱。。脈遲爲寒。。今與黃芩湯復除其熱。。腹中應冷。。當不能食。。今反能食。。此名除中。。必死。。

釋除中二字。。除其熱卽名除中也。。其熱對於厥陰爲中見。。對於陽明爲中部。。除中者其名。。除少陽者其實也。。厥陰病則少陽發其熱。。故曰其熱而不曰少陽。。上條曰其熱續在。。曰其熱未罷。。本條又曰徹其熱。。除其熱。。其字字中有眼矣。。兩舉黃芩湯以示懲。。又句中有眼矣。。緣黃芩湯爲太陽少陽合病而設。。實對針少陽以立方也。。不然。。除熱之劑。。詎獨黃芩。。下文厥而有熱主白虎。。下利有熱主白頭翁。。長沙曾不顧慮及之者。。白虎白頭翁是除有熱。。非除其熱也。。就如乾薑黃連黃芩人參湯。。明言有芩矣。。麻黃升麻湯且有芩芍甘。。小柴胡湯亦有甘棗芩。。長沙仍不顧慮及之者。。獨黃芩湯與無病之少陽有牴觸。。便與其熱有牴觸故也。。然則避黃芩湯而不與○○庶幾無除中之患乎○○又非也○○與藥後祇問其胃氣之尚在不尚在○○以驗其熱之續在不續在○○苟其熱有損失○○卽未嘗與黃芩湯○○亦可作與黃芩湯論也○○上條恐爲除中○○何嘗因服黃芩湯乎○○獨是上條發熱六日○○且未聞與黃芩湯○○本條脈遲六七日○○夫誰濫與黃芩湯○○豈非故入醫者之罪乎○○本條脈遲六七日○○醫者或行柴桂之屬矣○○否則先厥六七日○○醫者又行薑附之屬矣○○正惟脈遲六七日無見證○○例以陽明脈遲之卒有潮熱○○或疑其熱鬱未發者有之○○遂置其脈於不顧○○而反與黃芩湯徹浮其熱○○髣髴發熱者然○○醫者方幸其病形之畢露也○○卽告以脈遲爲寒○○彼亦有辭也○○意謂

陽明脈遲並非寒○○可知厥陰亦非寒也○○於是一誤再誤○○今與黃芩湯復除其熱○○彼何以堅持黃芩湯到底耶○○吾知其因上條熱氣有餘四字誤之也○○彼以爲厥陰熱化太過○○咎不在厥陰而在少陽○○本論舍黃芩湯無少陽之主劑○○宜其無別方可用也○○其以他藥效尤者○○大率以瀉肝中之陽爲快事○○皆不仁之類者也○○實指之曰腹中應冷○○勿喜其手足不逆冷也○○以當不能食爲證據○○腹中自不能掩也○○奈何今反能食○○又足以惑人矣○○曰此名除中○○何待索餅試驗乎○○警告之曰必死○○其熱死必少陽先死○○厥陰後死也○○

傷寒○○先厥○○後發熱下利○○必自止○○而反汗出○○咽中痛

者。其喉爲痹。發熱無汗而利。必自止。若不止。必便膿血。便膿血者。其喉不痹。

厥陰下利惟熱利無死證。先利後發熱亦不死。下利微熱汗出亦不死。厥利則除中死。若利而厥。無論除中不除中多半死。無論發熱不發熱多半死。發熱下利死於厥。發熱而利死於汗。如其發熱下利。與其見厥。毋寧見汗。無汗恐其厥不止也。如其發熱而利。與其見汗。毋寧無汗。汗出恐其汗不止也。故汗不汗亦厥陰重要之問題。長沙先於本條分清眉目。其一爲發熱下利之汗出。其一爲發熱而利之無汗。欲人認定其利在厥陰。抑利在少陽也。利在少陽者何。例如傷寒先厥。。後發熱下利。。髣髴與上文同也。。特上言發熱而利。。少陽之熱。。能勝厥陰之寒。。令厥陰之寒下其半。。故謂之發熱而利。。本條則少陽之熱。。不敵厥陰之寒。。轉令少陽之熱下其半。。故特書發熱下利。。然少陽雖損失下半橛之熱。。幸未損失上半橛之熱。。少陽猶有自主之權。。故必自止。。且身半以上。。仍是少陽勝而厥陰負。。故利止而汗出。。陰不得有汗。。少陽反逼之使汗。。故曰反汗出。。汗出則厥陰在上之邪解矣。。無如其在下之邪。。趁勢上衝。。激刺其咽則咽痛。。與少陰證無異。。何以厥陰又主咽痛耶。。厥陰脈循喉嚨。。入頏顙耳。。與咽何涉。。蓋緣少陽提挈厥陰之脈。。上結於喉。。內經一陰一

陽結。。謂之喉痹。。曰其喉爲痹。。便無容邪之餘地。。遂
移其邪於咽。。咽爲肝之使故也。。手少陽病又主嗌腫喉
痹。。咽喉交迫。。故痛痹亦交迫也。。然咽喉之患小。。餘
邪必不久留。。不至於厥。。還算便宜其下利也。。他如發
熱無汗而利。。又利在厥陰矣。。不肯先厥。。則不回應其
厥。。當然無見厥復利。。差幸少陽尚佔優勝。。能操縱厥
陰之邪。。故必自止。。了卻厥陰下半橛之寒則利止也。。
若不止者。。非關厥利未罷也。。乃厥陰上半橛之寒。。爲
少陽之熱力所禁制。。既不敢公然先厥者。。亦不敢公然
厥利。。久之則醞釀成熱。。必便膿血。。便膿血者邪從下
去。。雖稍遜厥利之自如。。然亦便宜其下血也。。曰其喉

不痹。。又便宜其喉也。。設或汗出而利。。是上泄少陽之熱。。下重厥陰之寒。。又不知作何究竟矣。。

傷寒一二日。。至四五日而厥者。。必發熱。。前熱者後必厥。。厥深者熱亦深。。厥微者熱亦微。。厥應下之。。而反發汗者。。必口傷爛赤。。

傷寒一二日。。何以不厥耶。。厥陰之枝葉不被寒。。則不厥矣。。何以不下利耶。。厥陰之根本不被寒。。則不利矣。。寒邪不乘厥陰之標本。。而乘厥陰之中氣。。顯與少陽相對壘。。初不過忌憚少陽而不敢肆耳。。至四五日寒邪遂伸其勢力而厥者。。少陽亦必伸其勢力而發熱。。或一面厥一面發熱者有之。。以其開始未嘗厥。。便非侵奪少陽之主權○○熱與厥尙勢均而力敵也○○假令前厥者○○恐少陽之氣先奪○○後未必發熱矣○○惟前熱者後必厥○○前此未厥○○則還其厥○○緣厥屬厥陰之方面○○熱屬少陽之方面○○厥陰主病故主厥也○○特少陽與厥陰相依爲命○○厥而不熱固主死○○發熱而厥仍主死也○○必熱與厥相持於深微之地○○始有勝復之足言也○○形容之曰厥深者熱亦深○○厥微者熱亦微○○豈厥甚者熱亦甚○○厥輕者熱亦輕之謂乎○○深者淺之對○○微者顯之對○○欲人從淺處窺入深○○從顯處窺入微○○審定其非顯淺暴露之厥○○亦非顯淺暴露之熱○○髣髴蘊蓄於中而未解者○○方是厥陰中見熱化之眞病形也○○皆由其一二日不厥亦不熱○○致有

如是之久持也。曰厥應下之。厥在上適足以掩其熱。慎勿下其熱也。下其厥耳。金匱脈數弦者當下其寒。又曰陽中有陰可下之。彼條下寒。本條下厥。陰下陽上。而後熱從深出淺。從微之顯。見熱不見厥。庶幾無厥利之遺也。就令發熱而利。亦必自止。況有烏梅丸在。何至利不止乎。而反發汗者。是破碎厥陰之邪。散入少陽。不獨强責厥陰汗。並强責少陽汗。傷殘厥陰之脈。則口傷爛。厥陰脈循頰裏。環脣內也。散亂少陽之熱。則傷爛而赤。少陽本火。其色赤也。上條少陽逼出厥陰汗。且咽痛喉痹。安有發汗而口中無恙乎。

傷寒○○病厥五日○○熱亦五日○○設六日當復厥不厥者○○自愈○○厥終不過五日○○以熱五日○○故知自愈○○

傷寒非病乎哉○○乃曰病厥五日○○不曰厥五日○○病字宜删矣○○長沙正恐人誤認少陽之熱爲病熱○○不專認厥陰之厥爲病厥○○故特書病厥不書病熱也○○然既有五日之厥○○亦有五日之熱○○明明十日未愈矣○○脫令十一日復厥○○將奈何○○彼非發熱而利○○斷斷乎不復厥○○且非前熱○○無所謂後必厥也○○特患一候之厥未已○○再候仍厥○○則厥五日而六日復厥者有之○○上文厥九日者是也○○設六日當復厥不厥者○○可預决其自愈○○獨是愈則愈矣○○胡延長乎熱○○豈非遲滯其愈期耶○○不知厥非能自愈

也。。不過厥期告終之日。。幸值熱期開始之日。。厥終不過五日。。則後五日之熱。。能愈前五日之厥。。謂之以熱愈厥。。非以熱愈熱也。。病厥不病熱。。何庸求愈於熱乎。。苟不知其病已愈於未愈之時。。疑其熱爲熱氣有餘之熱。。或一再與黃芩湯除其熱。。則眞無愈期矣。。求其故而不得。。徒追恨其五日之厥已愈也。。委咎其五日之熱不愈也。。不亦傎乎。。

凡厥者。。陰陽氣不相順接。。便爲厥。。厥者。。手足逆冷是也。。

本條非徒教人辨厥也。。教人辨陰陽也。。非徒教人辨手足之陰陽。。教人辨受氣於上焦之陽。。受氣於下焦之陰。故曰陰陽氣也。經謂陽者天氣也。主外。陰者地氣也。主內。又曰陽道實。陰道虛。清陽發腠理而實四肢。故曰實。濁陰走五臟而歸六腑。故曰虛。以陰道接陽道。即以地氣接天氣。謂之順。反是則陰陽易位。謂之更虛更實。更逆更從。內陰逆出而從外。外陽逆入而從內。則厥矣。不獨寒厥爲然。熱厥亦然。凡厥者。陽藏陰露便爲厥。非必手之三陰三陽。不接於手十指。足之三陰三陽。不接於足十指。十二經散亂。而後見厥也。申言之曰。厥者手足逆冷是也。病不在手足。而見證在手足。本論手足逆冷不勝書。苟非從陰陽上討消息。幾何不爲手足所惑乎。

傷寒。。脉微而厥。。至七八日。。膚冷。。其人躁。。無暫安時者。。此爲臟厥。。非爲蚘厥也。。蚘厥者。。其人當吐蚘。。今病者靜而復時煩。。此爲臟寒。。蚘上入膈。。故煩。。須臾復止。。得食而嘔。。又煩者。。蚘聞食臭出。。其人當自吐蚘。。蚘厥者。。烏梅丸主之。。又主久利方。。

厥陰病非盡吐蚘也。。篇首曰吐蚘。。未有曰蚘厥也。。本條始書吐蚘。。並書蚘厥耳。。彼證不厥。。本不當吐蚘。。本證則當吐蚘。。凡見厥不吐蚘者。。寒邪直射手足。。未嘗射入中焦也。。發熱不吐蚘者。。寒邪不敢犯上二焦。。亦不敢犯入胃氣也。。嘔吐下利而不吐蚘者。。穀氣盡則蝥賊不生。。無長養蚘蟲之資料也。。惟傷寒脉微而厥。。

陽氣微則陰氣先乘其陽位。至七八日不吐不下不發熱。醞釀風木之邪。必爲倉廩之蠹。當然有蚘蟲。無如其膚冷。金匱謂身冷爲入臟。臟眞散於肝。肝主筋。筋急則其人躁。風木頻頻煽動其筋膜。故無暫安時。此由肝臟厥出四肢而遍於膚體。曰此爲厥陰之臟厥。立斃之危候也。曰非爲蚘厥。不曰非蚘厥。玩兩爲字。可知臟厥兼有蚘厥以惑人。特指示其關於臟厥之所爲。非關蚘厥之所爲也。蓋臟厥則蚘無生氣。無聞食臭之知覺。蚘上入膈之運動。不過因臟厥則引動其蚘。其人有其人之蚘。隨厥隨吐。當吐蚘而已。今病者靜而不躁。內經謂陰氣者靜則神存。躁則消亡。靜躁之判若天淵。而況復時煩。顯見少陽不堪蚘蟲之擾。亦不樂觀厥陰之亡。緣蚘蟲即邪祟之變相。能剝蝕陰與陽。無陽則臟厥。故躁狀有如彼。無陰臟不厥。故煩狀又如此也。曰此爲臟寒。臟無氣化則生寒。寒合其應冬。其蟲鱗。其病厥。蚘厥風爲之。亦寒爲之。臟陰生之。腑陽養之。彼由中焦出上焦者非蚘乎。曰蚘上入膈。上焦其治在心下膈也。何以入膈而未出耶。不當水穀之道路。正蚘蟲之技倆。蓋欲窺伺其胃而截獲其食也。膈上去心宮不能以寸。心主又不堪其擾。故煩。何以須臾復止耶。蚘方靜以待食。止而不動。亦止而不煩。而後病者有靜時也。病者靜於是乎欲食。欲食於是乎得食。得食適中蚘蟲之計也。蚘亦黠矣哉。殆厥陰之病魔者歟。無何得食而嘔。嘔固無益於病者。嘔尤不利於蚘蟲。蚘能奪病者之食。不能禁病者之嘔。愈嘔而蚘愈擾。煩止又煩者。蚘無靜時矣。由於蚘聞食臭。公然出現。既出不能復入。而蚘之術窮。嘔食正截蚘蟲之歸路也。因嘔上逼而爲吐。中焦不受蟲食之唾餘則嘔。上焦不容蚘毒之遺臭則吐。其人當毫不費力而自吐蚘。蚘雖工於誘食。食又妙於誘蚘。畢竟蚘蟲蠢而食臭靈也。然病者之吃虧已多矣。每食爲蚘蟲所操縱。將胃氣不能供壯火之食。少火不能供胃氣之食。直置少陽相火於無用。不除中之除中者也。此厥陰之怪現狀。轉寄其狀於蚘蟲。蚘蟲便爲陽氣之賊。故不曰病厥曰蚘厥。亦祇有蚘厥之病名。無蚘熱之病名也。蚘厥者烏梅丸主之。對針臟寒立方。似非對針臟厥立方。然臟厥非吐蚘則已。吐蚘又不得不乞靈於烏梅丸也。無效非丸藥之不中與。乃臟厥則無藥可與也。曰又主久利方。足徵烏梅丸之泛應不窮矣。方旨詳註於後。

烏梅丸方

烏梅三百個　細辛六兩　乾薑十兩　黃連一斤　當歸四兩　附子炮六兩　蜀椒炒去汗四兩　桂枝六兩　人參六兩

黃蘗六兩

右十味。異搗篩。合治之。以苦酒漬烏梅一宿。去核。蒸之五升米下。飯熟。搗成泥。和藥令相得。內臼中。與蜜。杵二千下。圓如梧桐子大。先食。飲服十丸。日三服。稍加至二十丸。禁生冷滑物臭食等。

金匱烏梅丸條下。。起句曰蚘厥者其人當吐蚘。。收句曰烏梅丸主之。。句句與本條不易一字也。。顯見本方一治吐蚘。。一治自吐蚘。。特蚘厥不盡關傷寒。。故金匱無傷寒臟厥等語。。無又主久利字樣耳。。要之不去蚘蟲。。臟患未已。。無論臟寒臟厥。。均主烏梅。。有效有不效。。聽之而已。。蓋蚘蟲當道。。少陽必畏縮不敢前。。就令倣下文灸厥陰法。。恐龍蛇之窟。。無復有光天化日之望也。。

將以何藥誘殺其蚘乎意者烏梅之酸連蘗之苦合諸藥之辛而餌以飯蜜和藥之丸欲果其腹以斃之耶非也本草經十味藥無一是殺蟲金匱謂蚘蟲毒藥不止故立甘草粉蜜湯以最無毒之品化蚘蟲爲糟粕大抵蚘蟲化生於甘亦化滅於甘經謂其甘蟲邪傷肝是以甘補甘稼穡便去蟲之艮藥諸藥不過消息蚘蟲耳蓋風勝則蟄蟲不去熱勝則蟄蟲不存果温升少陽之熱以平厥陰之風則蚘自無而之有者亦自有而之無本丸雖爲蚘厥立方實爲少陽立方也觀其避芩不用寧用連蘗黄芩未免徹其熱除其熱與少陽微有牴觸惟連蘗則以苦降爲温升之助

力。降者升之機也。其不主麻升而主細桂者。少陽起於坎中。細辛能升坎中之陽。少陽應在腠理。桂枝能達腠理之陽。其主薑附兼主椒者。少陽麗於三焦。蜀椒溫上焦之陽。乾薑溫中焦之陽。附子溫下焦之陽。其兼主參歸者。當歸養臟血。人參安臟陰。以聯絡厥陰與少陽。分其藥則有熱有寒。合其藥則熱多寒少。經謂治寒以熱涼行之者此也。又曰風淫所勝。平以辛涼。佐以苦甘者亦此也。然猶未足盡其製配之妙也。經曰以甘緩之。以酸瀉之。則烏梅之作用尤入神。以苦酒漬烏梅一宿。則酸而愈酸。蒸入五升米下。則甘而且酸。取其食氣入胃。散精於肝也。曰飯熟搗成泥

○○以熟腐之水穀養臟氣○○即以熟腐之水穀腐蚘蟲也○○曰和藥令相得○○煉蜜二千杵○○丸如梧桐子大○○令蚘蟲不能食○○則丸藥可以久留也○○且先食以安蚘○○飲服十丸○○稍加至二十丸○○由日三服而積之○○則胃中無容蚘之餘地○○禁生冷滑物臭食等○○防其孳生蚘蟲耳○○用三百烏梅者何○○蟲數三百六十○○故梅三百○○餘用六用十用十六○○以敵蟲數也○○椒歸用四兩者何○○八主風○○風主蟲○○蟲由八月化○○傷寒則八日化○○二四亦八數也○○十味十九二十丸○○及五升米者何○○五十居中○○蚘在中也○○本方非僅針對蚘厥○○而又與蚘厥符合也○○曰又主久利方○○新利則治法在下文○○久利則必有木鬱未達○○

火鬱未發之病形○○故亦主之也○○明乎辛甘酸苦可以主久利○○則知本丸之大有造於厥陰矣○○

傷寒○○熱少厥微○○指頭寒○○默默不欲食○○煩躁數日○○小便利○○色白者○○此熱除也○○欲得食○○其病爲愈○○若厥而嘔○○胸脇煩滿者○○其後必便血○○

書傷寒○○厥陰病欲從少陽解也○○書熱少○○少讀作小○○熱小本少陽之熱狀也○○書厥微○○微而不顯○○厥微亦厥陰之厥狀也○○厥陰之邪分兩半面○○少陽擔負厥陰一半邪○○故熱少○○厥陰未解脫厥陰一半邪○○故厥微○○書指頭寒○○十指之端○○陰陽交接之末處也○○少厥分任其邪○○故應在指頭寒○○書默默不欲食○○太陽病涉少陽○○則

默默不欲飲食。。太陽有渴有不渴也。。厥陰病涉少陽。。則默默不欲食。。厥陰篇祇有渴字。。無不渴字也。。書煩躁。。少陽不耐厥陰之邪則煩。。厥陰欲急去厥陰之邪則躁。。書數日。。在少陽必數日而後寒邪化熱。。在厥陰雖數日而寒邪仍未化熱。。蓋化熱則邪從陽解。。未化熱則邪不能從陽解。。仍須從陰解也。。書小便利。。顯見邪從小便去。。書色白。。顯見三焦決瀆之令行。。是少陽大有驅邪之能力。。特表之曰此熱除也。。以少陽之熱除熱邪。。少陽之功已竟。。此熱除而彼寒未去。。厥陰之病猶在也。。書欲得食。。不欲食轉爲欲食。。厥陰之受賜多矣。。曰其病爲愈。。分其半於少陽之病爲愈。。留其半於厥陰之病爲未愈。。設也盡移其病於少陽。。當然曰愈曰自愈。。若厥而嘔。。是不獨厥陰之邪未降服。。且尋其隙於少陽。。壓少陽之境。。致胸脇煩滿者。。其病形立於不戰不和之地位。。厥應下趨。。而反盤踞於上而躲藏於側。。少陽莫如之何。。厥陰更莫如之何也。。以其無從發熱而利。。亦無從見厥復利故也。。惟俟其本鬱久之而始達。。肝血充旺。。則送邪而出。。其後必便血。。雖陰絡被傷。。抑亦便宜於厥陰耳。。

病者手足厥冷。。言我不結胸。。小腹滿。。按之痛者。。此冷結在膀胱關元也。。

書病者不書傷寒。。寒邪已越出厥陰之畔界。。寒氣變爲冷氣也。。殆不了了之病者歟。。以其手足厥冷如故也。。苟不呈現少陽之熱相。。則久無愈期。。祇有火鬱不發而已。。欲尋少陽所在地。。其在按之痛者乎。。彼結胸證內拒痛者。。正陽氣內陷之處。。故亦有從心下至少腹鞕滿而痛者。。特結胸無手足厥冷也。。獨陽微結則手足冷。。或陽氣不結於下而結於上者庸有之。。就病人言之。。當然曰我結胸也。。非關邪結。。乃我之陽氣怫鬱不得越也。。不爾。。則少陽不知何往矣。。曰小腹滿。。介於兩少腹之間爲小腹。。去厥陰之部署。。不能以寸也。。曰按之痛。。痛在滿之中。。顯見陽氣困在小腹之中。。結則滿。。陽氣不能衝開其結則痛也。。此冷結無疑義。。夫使冷結膀胱而不在關元○○則中極開斯少陽從關元而出○○可由石門直接三焦之募原也○○即或冷結關元而不在膀胱○○則氣化行少陽又應水道而出○○可由膀胱間接下焦之滲路也○○無如膀胱關元兩被其影響○○令少陽無一隙之通○○其倖免於死者○○陽根未拔耳○○必俟陰盡生陽○○庶少陽纔起於地面也○○以冬至後六十日之例推之○○必病勢衰而始愈○○亦難乎其爲病者矣○○

傷寒○○發熱四日○○厥反三日○○復熱四日○○厥少熱多○○其病當愈○○四日至七日○○熱不除者○○其後必便膿血○○

傷寒不先厥○○陰邪不敢乘陽位可知○○况有發熱以制止其厥乎○○設發熱五日○○就令六日見厥○○當然得厥利而

愈。。惜其熱少一日。。僅得四日。。未滿一候之熱。。病機猶未轉也。。苟或厥五日。。又寒多熱少。。爲病進矣。。幸在厥反三日。。雖厥而無寒化之見證。。故曰反。。惟三日與四日之比較。。已少一日之厥。。不圖其復熱四日。。顯然厥少熱多。。其病當愈。。其不愈在後四日者。。當愈在後三日。。四日至七日。。則愈病之端倪畢露矣。。無如其不熱亦不厥。。不熱則其熱罷。。故不書脈數也。。不厥則厥亦罷。。故不書厥利也。。即不下利亦當小便利。。望其色白則熱除也。。書熱不除。。則非小便利可知。。緣少陽熱多而非熱少。。足以辟易厥陰之寒。。寒邪不敢攔入少陽一步。。故不假定少陽以化熱。。宜醞釀厥陰而化熱。。

化熱必由漸而成。其後便膿血。是臟熱之遺。不同其後便血。為臟寒之遺也。何以不發癰膿耶。彼證寒從厥利去。是熱氣有餘。寒氣無餘。單熱無寒。則親上而主外。故發癰膿。本證寒未從厥利去。非寒氣無餘。亦非熱氣有餘。因寒化熱。仍親下而主內。故便膿血。膿血是厥利之變相。上言厥應下之者。正妨其變厥利為膿血耳。

傷寒。厥四日。熱反三日。復厥五日。其病為進。寒多熱少。陽氣退。故為進也。

厥熱二字不能括盡厥陰也。多少二字亦不能括盡厥熱也。假如厥而不熱。或熱而不厥。則無多少之比較矣。否則一面熱一面厥。尤無多少之足言也。惟先厥四日。復厥五日。以九日之厥。祇間以三日之熱。熱可以愈厥。反不能愈厥。是與無熱等。曰其病爲進。厥進則病進。以其病厥非病熱也。設或病熱。當然見厥不見熱。下文白虎證是也。若厥多熱少。顯分厥熱兩方面。直是寒多熱少耳。非謂其熱邪少而寒邪多也。夫使寒熱皆陰邪之變遷。則寒病固進。熱病亦未得爲退也。示其鵠曰陽氣退。教人先從發熱上認陽氣。認定寒熱相形之陽氣。而後能認寒熱不形之陽氣也。果以陽氣爲標準。無論其爲過去之寒熱。未來之寒熱。現在之寒熱。雖端倪錯雜。亦能辨別於毫茫。誠以病

進之故在陽氣退○○病退之故在陽氣進○○非僅求其故於寒熱也○○寒多熱少○○特其顯然者也○○

傷寒六七日○○脈微○○手足厥冷○○煩躁○○灸厥陰○○厥不還者死○○

本條可疑處在厥不還三字也○○疑其不曰陽氣還○○一若厥冷已去○○欲其復還也者○○安有厥去厥還而能倖生哉○○乃曰厥不還者死○○豈非生於厥而死於不厥耶○○灸厥陰正令其不厥○○豈非以火氣速其死耶○○不知傷寒六七日○○不嘔不下不吐蚘○○寒邪未嘗擾亂厥陰也○○無如其脈微○○則中見之少陽先薄弱○○無發熱以愈厥○○宜其手足厥冷如故也○○尚有一綫之陽在則煩○○亦有一綫之陰

在則躁。。顯見厥陰少陽立於不相順接之地位。。弗治則煩躁無已時矣。。將與烏梅丸乎。。但躁可以主烏梅。。但煩可以主烏梅。。煩躁又無取烏梅也。。緣烏梅丸證是厥陰在上。。少陽在下。。蚘蟲在中。。本證則厥陰在外。。少陽在內。。溫下其厥則可。。溫升其熱則過也。。陰陽易位。。法當各還其本位。。兩脇乃少陽之範圍。。季脇乃厥陰之範圍也。。手足乃諸陽之範圍。。腹內乃諸陰之範圍也。。欲引其厥以歸經。。先灸太衝二穴三壯。。以注厥陰之脈。。復灸關元穴三壯。。以會三陰之脈。。其厥氣從手足還入腹中則生。。不還則死。。以其亡厥陰。。非亡少陽。。則以厥還為重。。無所謂之陽氣還。。故但曰厥不還也。。

假令灸之而發熱。。不知者方幸其熱還。。吾恐其與暴熱無異。。出而復去者有之也。。不覩少陰脈有微續暴出之分乎。。不觀腸澼便血。。身熱者死乎。。肝主血。。又主利主便血。。是身熱非盡宜於厥陰也。。下文發熱而厥有難治證。。發熱而利有死證。。少陽未死。。厥陰先死故也。。內經謂厥陰終者。。中熱嗌乾。。徒留中見之熱以終。。非厥不還之明徵乎。。蓋熱盡而死者。。厥陰死於絕陽。。厥盡而死者。。厥陰死於絕陰也。。

傷寒。。發熱下利。。厥逆。。躁不得臥者死。。

書傷寒。。指少陽先死。。厥陰後死也。。發熱亦少陽無存在耶。。弊在發熱下利。。非發熱而利。。固不能作厥利觀

○○亦不能作熱利觀也○○乃少陽之上二焦則發熱○○下焦則下利○○發熱雖少陽之枝葉未有害○○下利則少陽之本實先撥也○○夫使利自止而反汗出○○不過咽痛喉痹耳○○未至於死也○○無如其非先厥後發熱○○顯見其熱不能制止厥陰之厥○○安能以汗解厥陰之病乎○○是其發熱也○○非少陽援助厥陰○○實厥陰反逼少陽○○令陽根先拔者○○厥逆爲之也○○宜其厥逆無煩狀○○相火無精神○○則君火無知覺○○就令發熱亦不露其煩○○祇有躁而已○○躁爲臟厥○○髣髴烏梅丸證○○特下利而非久利○○臟厥不兼蚘厥○○烏梅丸不中與也○○灸之可乎○○無下利則可灸○○下利雖灸亦無效○○下文明言灸之不溫矣○○况本證又當別論

乎。惟希望其得臥。庶厥逆庸或有轉移。蓋人臥則血歸於肝。血歸則厥還。厥還熱亦還。以少陽屬腎。腎又主臥也。若躁不得臥。遲死須臾則有之。卒歸於死也。無陽則陰獨。焉有孤陰而倖生乎。

傷寒。發熱。下利至甚。厥不止者死。

上言發熱下利。利在少陽。未嘗利在厥陰也。發熱而利。利在厥陰。未嘗利在少陽也。若少陽厥陰一齊利則少陽厥陰一齊死。身半以上之少厥雖未死。身半以下之少厥已先死也。不然。傷寒有發熱。非生機猶在上哉。無如其不獨厥陰下利。少陽亦下利。不獨少陽下利。厥陰亦下利。陰陽俱下。名之曰下利至甚而已。。然少厥猶在半死半未死。。設或因下利至甚之故。。邪從下去。。則一綫之熱。。未始不足以制止其厥。。苟一綫之厥亦止者。。庸有更生之慶也。。若厥不止則從下死到上。。發熱能久持乎哉。。

傷寒六七日。。不利。。便發熱而利。。其人汗出不止者死。。有陰無陽故也。。

本條又有開句矣。。不利二字何消說耶。。夫誰不知開始不利。。繼而發熱而利耶。。吾謂仲景非謂傷寒六七日。。未經下利也。。謂六七日偏偏不利在厥陰之臟。。而利在少陽之腑也。。又非謂發熱下利。。謂發熱而利。。不下少陽之陽利。。而下厥陰之陰利也。。上文發熱而利。。是賴有少陽之熱化。。逼行厥陰之厥利。。利在厥陰。。少陽之根據地如故也。。本條則曰便發熱而利。。便者乘便之詞。。因少陽之發熱。。而陰邪愈肆。。遂侵佔少陽之下焦。。爲厥利所從出。。顯與上文發熱而利絕不同。。彼證少陽不利。。厥利依然屬厥陰。。故發熱無汗而利。。陰不得有汗也。。本證厥陰不利。。厥利移過於少陽。。故發熱而利兼汗出。。陽得有汗也。。書其人汗出不止。。並未言其利自止也。。其下焦之陰利則未止。。其上二焦之陽汗則不止。。要皆厥陰不利之爲害。。死少陽者厥陰也。。雖然。。本證祇有發熱二字。。無厥逆二字。。似非陰盛陽衰之候。。何以直斷其死耶。。下文下利脈數節。。有微熱汗出。。

今自愈。安知厥陰之邪。不從少陽之汗解耶。申言之曰有陰無陽故也。在厥陰似無陰而有陽。不利是不見厥陰之寒。不象爲有陰。發熱是中見少陽之熱。不象爲無陽。不知少陽非陽病而得陰利。是陰乘陽。既得陰利。復得陽汗。是陰格陽。少陽無陰則已。有陰直是陰少陽。易少陽之氣化爲厥陰。雖假託少陽之病形。少陽已從汗去矣。就令厥陰不死。少陽不啻替之死矣。其至死不厥者。厥陰不陰故也。其發熱仍死者。少陽不陽故也。

傷寒五六日。不結胸。腹濡。脈虛。復厥者。不可下。此爲亡血。下之死。

太陽結胸證○○脈浮大者下之死○○厥陰不結胸證○○脈虛者又下之死○○長沙殆欲爲已死者鳴寃乎○○抑爲未死者請命乎○○彼下之者非盡無理由也○○素問熱論謂其滿三日者可泄而已○○其未滿三日者可汗而已○○傷寒五六日○○則倍三日矣○○不汗之而下之○○與素問無牴觸也○○況上文明明曰厥應下之○○醫者更有藉口乎○○即曰諸四逆厥不可下○○未嘗曰下之死也○○未嘗曰不厥乃可下之也○○夫陰邪親下○○下之其道近○○不同陽邪親上○○下之其道遠○○故三陽誤下不勝書○○三陰則雖太陰續自便利○○而大黃不禁○○少陰雖得之二三日○○而大承氣亦宜○○矧厥陰病每爲心腹之患○○其表面之厥○○形諸手足○○其裏

面之熱○○禍及三焦○○何怪乎紛紛主下乎○○且也不結胸則無吐法○○下文行瓜蒂散○○一則曰邪結在胸中○○一再則曰病在胸中○○既不結胸○○下之何害○○又腹濡○○氣痞則腹濡○○假令其腹不結○○何至與氣痞相髣髴乎○○就令脈虛○○厥陰不宜脈實也○○下文脈反實者死○○安知脈虛非實證之反現象乎○○復厥者○○病厥五日○○六日爲復厥○○前五日之厥當然寒○○出五日之厥當然熱○○以邪經一候○○變寒爲熱者常也○○此皆議下者之所見略同者也○○正告之曰不可下○○凡具此等脈證○○不獨厥陰無可下之條○○三陰三陽俱無可下之例也○○意者有復厥無發熱○○殆亦有陰無陽者歟○○似也○○上條無是證○○亦無是脈也

。。曰此爲亡血。。則道破其病形矣。。血者神氣也。。水穀之陽神。。流注於臟而藏於肝。。厥陰病則寒邪視血如讐。。寒奪血中之温氣。。則神先死。。而血亦繼亡。。不必便血而後亡血也。。觀於不結胸。。是邪氣不與陽氣爲難。。獨與陰血爲難可知。。然氣與血異名而同類。。腹濡則臟氣無所附。。脾無血可統故也。。血與脈又同條而共貫。。脈虚則營氣不充分。。脈者血之腑故也。。顯見五日之厥厥在寒。。六日復厥厥在血。。與少陰脈微欲厥無異也。。不過血亡而胸中之大氣未亡。。其一綫之生機。。幸胸中無恙在。。行四逆加人參湯猶庶幾也。。若下之則罪浮於妄行陷胸矣。。死矣。。

發熱而厥。。七日。。下利者。。爲難治。。

不冠傷寒二字。。傷寒似亦無消說。。殆可省則省矣乎。。非也。。緣厥陰之邪。。與少陽相直接。。明是厥陰傷寒。。變作少陽傷寒。。傷寒無主名。。故闕而不書也。。假令厥陰主病。。則曰厥而發熱矣。。惟少陽而主厥陰之病。。故曰發熱而厥也。。厥陰得中見病。。於是乎發熱。。其中氣則熱而不厥。。其標氣則厥而不熱。。是熱自熱。。不得謂之厥熱。。厥自厥。。不得謂之熱厥也。。一熱一厥如出兩人。。故謂之發熱而厥也。。顯與先厥後熱。。前熱後厥者不同。。與厥深熱深。。厥微熱微者亦不同。。蓋凡厥而熱。。類皆發於陰。。熱而厥則發於陽。。陽數七。。發於陽者七日愈。。無如其行經已盡。。而病形如故也。。夫以七日以上之熱之厥。。在少陽則脫離其陽腑。。在厥陰則脫離其陰臟。。臟腑無陰陽以爲之守。。則下利矣。。又與發熱下利。。發熱而利者不同。。與下利至甚者仍不同。。上文種種下利。。皆厥陰少陽下陷之利。。氣化下利也。。本證則留存於臟腑之精氣下利。。臟腑下利也。。治下利不難。。難在與厥應下之之義有牴觸。。其下半橛之病形則宜升。。而對於浮散之氣化。。又萬無可升也。。其上半橛之病形則宜降。。而對於沈墜之臟腑。。又萬無可降也。。以其七日陰陽不能復其位。。加以精氣之下奪。。將氣化與臟腑。。打成兩橛。。更有何術爲兩全之地乎。。一絲不續則宵壤判。。非難治而何。。

傷寒。。脈促。。手足厥逆者。。可灸之。。

發熱而厥固難治。。就令厥而發熱。。亦非易治。。以其厥與熱不循環。。則祇有相勝無相復。。毋寧厥而不熱。。倘希冀其熱而不厥也。。長沙於是立温涼兩大法。。以消息其未來之熱。。其一爲無熱。。其一爲有熱。。其一爲有寒。。此皆欲熱不熱之原因。。本條先舉無熱之熱以示人。。不知者方訝其熱盛也。。蓋緣傷寒脈促。。脈法陽盛則促。。脈來數。。時一止復來者。。名曰促。。謂非熱邪内鬱。。何至脈促耶。。吾謂指脈促爲陽盛則可。。指脈促爲熱盛則不可也。。夫使因熱盛而陽盛。。則發熱矣。。烏能掩其熱乎。本論發熱不勝書。類皆寒邪有向陽之意。主熱與客熱相牴觸。而後陽浮者熱自發也。若手足純是陰邪。無絲毫之客熱。以引動其主熱。則厥陰中見之陽祇有怫鬱不得越而已。火鬱極而欲發。非陽盛而何是厥不深而熱深。厥不微而熱微。以顯淺之厥。壓抑其深微之熱。宜其手足厥逆如故也。曰可灸之。手足厥逆乃可灸。反是則萬無可灸也。脈促似不可灸而可灸。反是尤萬不可灸也。灸章門穴。在季脇之端。乃厥陰少陽之會穴。灸之一以溫散厥陰之寒。一以溫升少陽之熱。此交通少厥之捷法也。灸之則厥還。不灸未必厥不還。脈促則陽氣大可恃。不灸之亦無不可也。然而恝矣。

傷寒。脈滑而厥者。裏有熱也。白虎湯主之。

書傷寒。本裏有寒。非裏有熱也。脈滑則過去之寒。化爲現在之熱矣。特滑而不浮。則熱不在表而在裏。且脈滑而厥。又看似表有寒。然厥因脈滑使之然。玩而字。可知脈不滑則不厥。直是熱厥焉已。不同上條脈促手足厥逆也。脈促與脈滑之比較。同是陽氣充盛之脈。但無熱以助行其陽。則促而中止。有熱以助行其陽。則滑而流利。假令脈促行白虎。必脈未死而手足先死。假令脈滑行火灸。必手足未死而脈先死。以彼證裏無熱。本證裏有熱故也。書裏有熱。又看似厥陰之臟熱。少陽之腑不熱。厥陰與少陽相表裏。少陽部於表。厥陰部於裏也。吾謂少陽熱而厥陰不熱。假令厥陰有熱。則主熱利。下文白頭翁證是也。彼條曰有熱不曰裏有熱。則裏字不涉厥陰矣。蓋臟腑有定位。陰陽無定位。陰陽易位而後厥。厥掩其熱。是厥表而熱裏。厥陰易爲表。少陽易爲裏也。金匱所謂厥陽獨行。陽熱行於厥陰之中。故厥陽之表無熱。而厥陰之裏有熱也。名曰裏有熱。實則無形之表有熱耳。裏面乃少陽假定之部分者也。不曰表有熱。並非表有寒也。表面又厥陰假定之部分者也。假令厥陰裏有熱而表有寒。其表不解者。不可與白虎湯也。白虎治表有熱。。及表裏俱熱也。。卽治裏有寒。。及惡風惡寒。。亦祇治陽分之寒熱。。非治陰分之寒熱也。。本證作少陽之白虎證觀可也。。

手足厥寒。。脈細欲絕者。。當歸四逆湯主之。。若其人內有久寒者。。宜當歸四逆加吳茱萸生薑湯主之。。

不書傷寒。。以其不具傷寒之病形。。祇具厥陰之病形也。。傷寒不厥則已。。厥則當然手足逆冷。。況厥而不熱。。非熱少厥微之比。。不但指頭寒可知也。。乃不爲厥逆厥冷。。而爲厥寒。。病形雖與逆冷相髣髴。。而逆冷則陽氣退入一步。。陰氣便進出一步。。陽神不在。。往往不自知其厥。。厥寒不過陽氣被其影响耳。其人自知其厥也。。

書手足厥寒。。豈非寒邪厚待厥陰哉。。不知寒氣一到。。厥陰之標陰。。遂畏縮而不前。。陰氣縮則陽氣不縮。。自與陰陽易位而厥者不同。。故但曰厥寒也。。不書脈微。。足徵陽氣無恙在矣。。書脈細欲絕。。陰氣如蠶絲者爲細脈。。何以厥陰脈微無欲絕二字。。脈細獨欲絕耶。。凡厥陰病非陽氣絕厥陰也。。乃厥陰絕陽氣也。。陰度短於陽。。厥陰之陰爲尤短。。厥者短也。。脈細則愈形其短。。愈形其欲絕。。外焉不及於陽。。是欲絕陽。。內焉不及於陰。。是欲絕陰也。。厥陰之受氣。。本臨於絕陰絕陽之地者也。。温散寒邪猶其後。。推廣厥陰之勢力爲最要。。當歸四逆湯主之。。治厥陰受邪者以此。。治厥陰不受邪者亦以此也○○蓋厥陰之臟血不充分○○則手足之受血不充分○○經謂凝於足者爲厥○○厥寒亦血凝所致○○不盡關於傷寒也○○若其人內有久寒○○則血凝猶意中事○○經謂溫氣去○○寒氣獨留則血凝泣○○指寒氣積於胸中而不瀉○○阻礙中上二焦交通之路者○○膈內之寒也○○上條曰裏有熱○○本證曰內有久寒○○裏字內字皆假定之部位○○兩有字非懸忖得之也○○長沙手揮目送○○實見其有者也○○曰宜當歸四逆加吳茱萸生薑湯主之○○爲其人立方○○豈爲凡有內寒者立方乎○○方旨詳註於後○○

當歸四逆湯方

當歸三兩　桂枝三兩　芍藥三兩　細辛三兩　大棗二

十五個　甘草二兩炙　通草二兩

右七味。以水八升。煑取三升。去滓。温服一升。日三服。

當歸四逆加吳茱萸生薑湯

即前方加吳茱萸半升。生薑三兩。以水六升。清酒六升。和煑。取五升。去滓。分温五服。

本方異在無薑附。有薑附之四逆湯。重在温其足。陽氣微於上。足逆甚於手逆也。君當歸之四逆湯。重在温其手。陰氣衰於下。手逆甚於足逆也。手厥陰心包之血不温其四末。手寒故足亦寒。手厥陰心包之脈不接其陽氣。陰細故脈亦細。顯見厥陰之枝葉不榮。而後生意盡也。當歸助心包之血。以涵濡其脈者也。妙佐桂辛以發展其枝葉。甘芍以守護其根本。兼藉通草爲嚮導。木鬱達之之義也。倍用大棗者。即建中加飴糖之例。欲其稟水穀之精爲灌溉也。取五五之數以居中。厚培地氣與天氣。欲食氣入胃。即濁氣歸心。淫精於脈而散精於肝也。諸藥爲血虛脈細而設。非爲脈虛血亡而設也。亡血自有四逆加人參湯在。蓋脈虛是脈之中心無血養。則空虛而脈厥。脈細是脈之皮膚無氣化。則縮小而脈細也。以當歸命方者。治脈兼治血。以四逆命方者。治血脈。實治陰陽也。內有久寒者加吳萸生薑。豈畏附子乾薑乎哉。脈細而不微。知寒不在下焦。。在上二焦。。寒氣積於胸中。。則大爲手厥陰之障碍。。以手厥陰脈起胸中也。。吳茱萸温降中上之寒。。生薑温散中上之寒。。水酒和煑者。。欲其覩上耳。。此與金匱温經湯同一方旨。。何取乾薑附子乎。。且本證無下利二字。。非薑附見長之地也。。不用薑附。。正留爲有用者也。。

讀過傷寒論卷十四厥陰篇豁解終

張仲景傷寒論原文

讀過傷寒論卷十五

新會陳伯壇英畦著
男萬騶
受業鄧羲琴 林清珊 仝校

厥陰篇豁解

大汗出。熱不去。內拘急。四肢疼。又下利。厥逆而惡寒者。四逆湯主之。

不書傷寒。以汗出不類厥陰之病形也。陰不得有汗。上文反汗出則咽痛喉痺。反發汗則口傷爛赤。甚或汗出不止者死也。況大汗與微似汗相反。陽氣不密則汗孔不固。如之何其去病乎。書熱不去。熱邪不與大汗并去也。設或暴熱來。又出而復去矣。設或其熱續在。又不容熱不去矣。正惟其熱不在。陰邪遂蔑視陽氣之熱。公然與陽氣爭熱。反令其熱不敢來。其汗則隨出隨去耳。試觀上文所有自愈證。何嘗敢劫汗以去乎。下文微熱汗出愈。何嘗敢恃熱不去乎。厥陰病非徒解於熱而常解於厥。但求熱與厥應。厥利固解。不利亦解。先厥後熱固解。前熱後厥亦解。無形之解也。若寒邪化熱。其後乃解。爲癰膿。爲膿血。爲便血熱利。皆從血解。初不敢從汗解也。陰邪解於陰。內邪解於內。上言厥應下之者此也。此熱除節。雖解於陽。半解半未解也。熱不除節。當解於陽。純然未解也。玩熱不去三字。則不獨厥可憂。熱亦可憂矣。以其半熱半寒。陰邪不肯去其半而留其半也。以其是熱是厥。陰邪不肯去其熱而還其厥也。厥陰不還其本位。則內部陰不守。不活動而內拘。不和緩而內急。肝主急也。外部陽不衛。熱壓四肢則疼。寒壓四肢亦疼。陽受氣於四肢也。陰邪擾外不擾內。擾上不擾下。宜其汗出無下利。下利則分明加多一層病。故曰又下利。既汗又下利。勢必下利又大汗矣。汗多出則惡寒。故厥逆而惡寒。熱不去本不惡寒。熱氣僅得寒氣之半相。故且熱且厥且惡寒。熱不與陽氣并。雖熱多不發熱。寒仍與陰氣并。雖寒少亦惡寒。此又作陽氣退論。緣厥陰之勢力伸。則陽氣之勢力縮也。若做上條行當歸四逆。恐厥陰弛則邪燄益肆。置將絕之陽於何地乎。四逆湯主之。陰盛格陽主四逆。陰盛壓陽亦主四逆。四逆能操縱陰陽者也。外熱內寒主四逆。外熱外寒亦主四逆。四逆能辟易寒熱者也。上條主當歸四逆。是木鬱達之之義。本條主四逆。是火鬱發之之義。非爲大汗亡陽處方。爲汗出陽不出處方也。

大汗。若大下利而厥冷者。四逆湯主之。

書大汗。亦非厥陰正式傷寒之病形也。關出字。無熱邪逼出其汗。第覺大汗不禁而已。殆亡陽矣乎。非也。彼非便發熱而利。汗出不止。不得爲有陰無陽。熱不隨大汗而發。陽不隨大汗而亡也。若大下利。則比大汗尤劇。抑亡陰矣乎。又非也。彼非下部脈不至。

無陰絕之脈。度亦未至於亡陰。且亡陽則陰獨而躁。亡陰則陽獨而煩。不書煩躁。陰陽猶存可知也。駭人處在大下利而厥冷。與上言厥利者不同。厥利是厥在陽部。利在陰部。其陰被寒。則濁氣走泄而利。寒盡利自止。利止厥自還。以其厥狀不深亦不微。具顯淺之厥。當然有顯淺之熱相循環也。利而厥則利在陰部。厥亦在陰部。就令厥冷不厥逆。無非臟厥之端倪。其呈露厥冷者。不過手足被毫末之影響。有諸內者形諸外耳。是謂之厥深者熱亦深。厥微者熱亦微。厥蔽其熱而不能發。令人無從偵知陽氣之所在地。利而厥也。上條又下利反厥逆。本證大下利僅厥冷。上條重要在大汗出。故厥逆而惡寒。本證重要在大下利。故厥冷不惡寒。上條止汗又止利。一面收囘顯淺之厥。一面達四肢之陽於皮毛。故主四逆。本條止利兼止汗。一面開闔深微之厥。一面升下焦之陽於四肢。亦主四逆。兩四逆湯爲陽存立方。非爲陽亡立方也。

病人手足厥冷。脈乍緊者。邪結在胸中。心下滿而煩。飢不能食者。病在胸中。當須吐之。宜瓜蒂散。

冷結膀胱關元曰病者。邪結胸中曰病人。厥陰最迷離之病狀也。本篇冠厥陰病三字。已屬寥寥。緣厥陰祇得半面病。兼有少陽擔負厥陰病。厥陰病進則少陽退。厥陰病退則少陽進。甚或厥陰死。不啻少陽替之死

○○厥陰生○○不啻少陽替之生也○○獨篇首第二條厥陰二字僅一見○○第三第四條厥陰病三字僅兩見○○大抵不病厥則無待於熱○○亦無害於少陽○○纔有厥陰病之稱耳○○下此則形容厥陰病者半○○形容少陽病者亦半也○○若區而別之爲病人○○是又越出厥陰病形之外○○而但與陽氣爲難○○故雖手足厥冷爲陰證發於陰○○脈乍緊爲陰脈搏其陽○○然乍緊必乍不緊○○一陰不能勝諸陽○○看似非結胸之脈○○本論脈沉而緊有結胸○○脈乍緊無結胸也○○無如厥陰之邪○○視胸爲捷徑○○以手厥陰脈起胸中○○則胸中正窩邪之巢穴○○書邪結在胸中○○斷絕手厥陰之脈病猶小○○斷絕諸陽之脈病實大也○○胸乃陽氣往來之道路

○○四肢受氣之一大部分者也○○上文兩言不結胸○○結胸爲陽氣危故耳○○太陽結胸心下滿而鞕痛○○本證心下滿而煩○○火鬱則煩○○不同陽氣內陷而鞕○○陽氣被壓而痛也○○太陽結胸無所謂飢而不能食○○少陽無恙在○○則上焦能納○○中焦能化也○○本證不獨飢不欲食○○並不能食○○是與太少併病○○水漿不下之結胸將毋同○○太陽結胸邪在胸中而病在心下○○心下按之痛故也○○厥陰病氣上撞心○○又往往病在心下而不在胸中○○申言之曰病在胸中○○與胸以下無涉也○○太陽陽氣陷於心下○○故主陷胸○○本證陽氣蔽於胸中○○則無取乎陷胸○○以他藥下之可乎○○上文不結胸下之死○○豈非結胸下之生乎○○非也○○

厥應下之另一問題。厥當吐之又一問題也。不結胸死於下。結胸亦死於下。諸四逆厥不可下。非不可吐也。且吐之而後達其陽以還其厥。厥陰不須吐。陽氣則須吐也。病人不須吐。邪結則須吐也。有瓜蒂散在。倣而行之。作太陽胸有寒觀。毋庸作太陽結胸觀也。

傷寒。厥而心下悸者。宜先治水。當服茯苓甘草湯。卻治其厥。不爾。水漬入胃。必作利也。

書傷寒。特與水證示區別也。太陽病飲水多必心下悸。飲家水在胃心下悸。然飲水多未嘗厥。水在胃亦未明言其厥。不曰心下悸而厥。曰厥而心下悸。則不涉水氣之問題。乃因厥致悸之問題。似乎宜先治厥。毋須治水矣○○乃曰宜先治水○○權宜用金匱治水方乎○○抑權宜用傷寒治水方乎○○治水諸方所在多有○○未聞主茯苓甘草湯也○○柴胡湯無水氣有加苓之例○○眞武湯有水氣亦有去苓之例○○治水何嘗限定茯苓乎○○況茯苓甘草不過輔五苓而行○○純爲汗出不渴立方○○條下無心下悸三字也○○就令服湯而心下不悸○○亦得半之功耳○○治水未治厥也○○本篇無治厥專方○○不立第二方以尾其後○○將以何方治厥乎○○僅指一湯曰當服○○豈非此外諸湯概不當服乎○○又曰卻治其厥○○不曰後治其厥○○後字纔對先字而言○○不能訓卻爲後也○○不曰乃治其厥○○乃字纔從先字轉出○○不能讀卻爲乃也○○語氣蓋謂卽不治其厥

。。卻亦治其厥也。。他方治水未必治厥。。本方則一方卻作兩方用也。。反言之曰不爾。。治水不治厥。。其方有未當。。治厥不治水。。其法尤未當也。。曰水漬入胃必作利。。夫厥陰下利亦尋常。。下利有水更尋常。。且作利非大下利之比。。胡爲未事張皇耶。。彼非如少陰病自下利爲有水氣也。。又非如金匱留飲欲去。。其人欲自利也。。其作利不獨爲上文所未言及。。並傷寒金匱所未經見也。。舉凡下利之水。。其陽水多是胃中所留之水。。其陰水多是腎所積之水耳。。未有何等水氣。。漬入胃中也。。有之其爲三焦之水乎。。三焦乃水到渠成之一大部分也。。其始受氣於胃。。其繼受氣於脾。。又繼而受氣於肺。。而水道於是乎通調。。用以引天氣而下降。。即領少陽以上升者。。皆下輸之神機爲之也。。與水穀之海。。支分而派別者也。。津液還入胃中則可。。若水漬入胃中。。勢必易穀道爲水道。。以決瀆之官。。執行傳道之令。。其下利尚有底止乎。。理中不中與。。以其非利在中焦也。。赤石脂禹餘糧不中與。。以其非利在下焦也。。四逆輩亦不中與。。更非其臟有寒也。。即或補行茯苓甘草湯。。治入胃之水。。非其所長。。惟治三焦之水。。又不止長於治水也。。在太陽則引導膀胱之氣化。。領太陽以實毫毛。。在本證則引導三焦之氣化。。領少陽以發腠理。。是本湯爲膀胱三焦之通方。。亦爲太陽少陽之通方也。。吾且引伸其義曰先治少陽。。卻治厥陰也。。未治下利。。卻治下利也。。

不治厥之治厥。。猶夫不治水之治水也。。

傷寒六七日。。大下後。。寸脈沉而遲。。手足厥逆。。下部脈不至。。咽喉不利。。唾膿血。。泄利不止者。。爲難治。。麻黃升麻湯主之。。

水漬入胃則作利。。血漬入胃又唾膿血矣。。水入而火不與之俱入。。是水與火離。。少陽固無出路。。血入而火與之俱入。。是血與火合。。少陽亦無出路也。。水入非由於誤下。。血入則由於誤下也。。其所以下之者。。無非誤認少陽之火氣爲熱邪。。緣傷寒六七日。。厥陰病衰。。則少陽復起。。當然化寒狀爲熱狀。。上文傷寒六七日。。雖脈遲而與黃芩湯徹其熱除其熱者。其熱惑之也。本證以他藥下其熱者。亦其熱惑之耳。孰意大下後。不獨不能綱盡餘邪。直沒收少陽以入胃。少陽入而厥陰之經血亦入。蓋厥陰之氣化一陷。其脈中之血必散。餘邪遂奪血入胃也。於是乎脈沉。陰氣下墜故沉。寸沉則不獨厥陰沉。三陰之陰俱沉矣。氣口獨爲五藏主故也。於是乎脈遲。陽氣不振故遲。寸遲又不獨少陽遲。三陽之陽俱遲矣。諸陽不會於氣口。而變見於氣口故也。舉寸可以例關尺。特餘邪高壓兩寸。則脈口尤甚也。夫沉爲在裏。脈遲爲寒。傷寒之脈法也。況手足厥逆。非陰盛而何。無如其下部脈不至。爲陰氣衰於下。經謂下部之天以候肝。足厥陰所從出。地以候腎。足少陰所從出。人以候脾胃之氣。足太陰所從出。候脾候胃者。臟氣不能自至於手太陰。必藉胃氣與之俱至於手太陰也。至尺至關而不至寸。皆以脈不至論也。即下部以覘其中部上部。則下部無陰。上部無陽。中部無陽而有陽。胃陽被下則胃寒。少陽入胃又胃熱也。丙火與戊土不合化。火燄必燔灼其咽喉。金匱火逆上氣主咽喉不利。彼證上氣而後火逆。本證不上氣而火亦逆。地氣不能通於咽。火氣則不利於咽也。唾膿血亦與肺癰相類。同是被快藥下利。重亡津液所致。彼證膿成則死。手太陰之臟血成膿。肺先死。本證膿成不死。足厥陰之經血成膿。肝未死也。風木散亂之膿血。與戊土不相投則唾矣。腎液化爲唾。借腎液以唾膿血。胃無精力可知。泄利又與少陰病形相類。彼證泄利則下重。本證泄利則不止。要皆少陽不能助陰樞之轉。則水穀之精不藏也。曰爲難治。厥陰少陽已難於兼顧。脾胃肺腎更難於兼顧。誠哉其難治也。何以發熱而厥節。難治不立方。本條又立方耶。得毋表彰其製方之妙。因難見巧耶。非也。凡病入腑則愈。本證多半是入腑。難治之中仍有治。長沙非難於立治法。恐難於收治效也。難字從大下後太息而出。方下汗出愈三字。不啻馨香以祝之也。麻黃升麻湯主之。。庶乞靈於汗出乎。。方旨詳註於後。。

麻黃升麻湯方

麻黃一兩半去節　升麻一兩半　當歸一兩一分　知母

黃芩　萎蕤各十八銖　石膏碎綿裹　白朮

乾薑　芍藥　天門冬去心　桂枝

茯苓　甘草炙各六銖

右十四味。以水一斗。先煑麻黃一兩沸。去上沫。納

諸藥。煑取三升。去滓。分溫三服。相去如炊三斗米

頃。令盡。汗出愈。

以麻黃升麻命方。。長沙又以汗藥懸諸國門矣。。陰不得

有汗。。汗藥與厥陰有牴觸。。陽雖得有汗。。汗藥與少陽

仍有牴觸也○○奈何大下後而敢以汗爭乎○○本方非强責厥陰汗○○亦非强責少陽汗也○○麻黃發天氣而爲雨○○升麻升地氣而爲雲○○咽主地氣○○喉主天氣○○正從咽喉不利下手也○○必以得汗爲有效○○汗出而後胃氣和○○胃和而後陰陽和也○○對於厥陰無牴觸者○○厥陰之邪已入胃○○藥力必注射在胃○○而不反射厥陰○○對於少陽無牴觸者○○少陽亦入胃○○藥力尤借助陽明之汗○○護送少陽以達外也○○意者餘邪亦從汗解乎○○非也○○餘邪依戀膿血○○方醞釀爲熱○○非黃芩不能疏通其瘀○○非石膏不能霹靂其熱○○芩石肅清膿血○○即肅清餘邪○○其散亂之血猶未收拾也○○以歸芍維繫厥陰之經血○○不至奪血無汗○○

亦不至奪汗無血矣。天冬知母作何若。木火之氣盛。則金水之氣退。上不利而下泄利。非水竭而何。天冬生天上之水。知母生地下之水也。萎蕤又作何若。腎上連肺者也。以萎蕤之柔潤將兩臟。則本末相連矣。何爲反佐乾薑耶。大下必寒其胃。無乾薑之溫中。何以任受諸藥之寒乎。且中土非乾薑之獨力所能支。重以苓桂朮甘湯。融入本湯之內。轉運其水穀之精。令脾氣散精而上歸。而後有出入升降之足言也。蓋誤下則脾胃直接受害。厥陰少陽反間接受害。肺腎又間接之間接受害故也。其銖而多用六數者。取地六成之之義。陰水不難於天一之生。而難於地六之成也。升麻歸用十五者○○對針中土立方耳○○本方與陽明病行小柴○○同一效用○○彼證上焦得通○○津液得下○○胃氣因和○○便爾濈然而汗出○○本證大不易易也○○寸脈與下部脈○○相去如斷橋○○非臟腑斷之○○乃氣化斷之也○○治臟腑之變遷易○○治氣化之變遷難○○曰相去如炊三斗米頃○○取譬胃氣之潛移○○難以潛移可知○○曰令盡汗出愈○○設令盡無汗出○○則神機化滅矣○○愈云乎哉○○

傷寒四五日○○腹中痛○○若轉氣下趨少腹者○○此欲自利也○○

厥陰之經血入胃○○則唾膿血○○厥陰之臟氣入脾○○又欲自利○○經血入胃○○其胃未嘗以經血償還厥陰也○○臟氣

入脾。。其脾復以臟氣償還厥陰也。。且血入而氣不入。。是厥陰不入胃。。遂與胃相斷絶。。不能禀氣於胃也。。氣入而血不入。。是厥陰並入脾。。轉與脾相交換。。厥陰氣易爲太陰氣。。太陰氣易爲厥陰氣也。。厥陰與太陰雖易位。。而少陽陽明不易位。。是厥陰遠棄中見之少陽。。太陰遠棄中見之陽明。。任令濕土之中。。行風木之令。。陽明無如之何。。風木之中。。行濕土之令。。少陽無如之何也。。不然。。傷寒四五日。。土氣當王。。則陰陽更始。。愈期至矣。。何來乎腹中痛乎。。厥陰病與腹中何涉。。太陰病纔主腹痛耳。。特太陰腹滿時痛。。非痛而不滿也。。必其不爲太陰之開。。而爲厥陰之闔。。而後中痛而不滿痛也。。顯見厥陰挾其風木之氣。。入太陰以尅脾土。。始有太陰之病形也。。夫使太陰受邪。。可援本太陽病屬太陰之例。。從太陰治邪。。借用桂枝加芍藥。。雖不中亦不遠也。。若腹痛如故。。而腹氣則轉。。是厥陰不轉氣。。但太陰轉氣。。豈非厥陰轉移太陰之氣以下趨乎。。雖大腹與少腹各有畔界。。不能不趨入少腹矣。。少腹乃厥陰之部分。。兩旁季脇所受氣者也。。土氣重壓其少腹。。則兩旁之氣實而不移。。風氣掃蕩其大腹。。則中央之氣弱而易動。。此欲作利無疑。。然非爲厥陰之厥利。。而爲太陰之自利。。寓厥利於自利之中。。治有形之自利易。。治無形之厥利難。。蓋厥利患在闔而不能開。。自利患在開而不能闔。開闔之機關已失。則四逆輩半中與而半不中與也。上條難治之中仍有治。本證則治之無可治。必俟厥陰之臟氣去。而後太陰之臟氣還。期諸再候夜半愈。倘腹痛下利不止。又烏知其所終極乎。

傷寒。本自寒下。醫復吐下之。寒格。更逆吐下。若食入口即吐。乾薑黃連黃芩人參湯主之。

厥陰禁下亦禁吐。惟病在胸中始須吐。惟厥應下。未嘗曰熱應下。非恐吐下藥戕賊其陰臟也。恐犯胃氣及上二焦。便足制厥陰之生命而有餘。誤治固難辭其咎。亦厥陰之病狀足以惑人也。假如傷寒本自寒下。固自與熱利下重迴殊。特非厥利。亦非利而厥。夫誰信其爲寒乎。彼非臟有寒也。寒邪本自寒。不干動其臟陰則不厥。且其上有少陽在。寒邪畏避厥陰中見之熱。自尋下路而出。正無形之愈兆也。獨是寒則凝。厥陰又主闔。闔而且凝。其下必不快。故不曰寒利曰寒下。知者見之謂之寒。不知者見之謂之下而已。苟不忖其本而齊其末。則寒下者熱必上。其上當有火鬱未發之端倪。或疑其邪結在胸者有之。遂不暇計其已下而復吐之。吐之則提挈其寒。不爲寒下而爲熱上。邪并於陰則寒。邪并於陽則熱。緣上二焦有少陽之熱在故也。祇可謂之熱與熱爭。無所謂之寒格也。但與黃連黃芩去熱邪。則少陽不爲熱邪偪處矣。無如其因吐之不愈。而復下之。又將熱邪分其半。留於胃之上脘則熱。墜於胃之下脘則寒。緣下藥寒。復還其本來之寒故也。夫使盡復其本來之寒。正好趁其寒之未下。但與人參乾薑。則不寒矣。無如其寒氣仍親上。欲與上熱相聯絡。是又祇可謂之其本寒。其標熱。亦無所謂之寒格也。醫者亦知少陽已牽入胃之上脘乎。夫出胃之上口者上焦也。并胃中者中焦也。少陽之所在地者也。彼吐之猶未牽入少陽。下之則牽入少陽。令少陽之火氣。與餘邪之熱氣合爲一。爲寒氣所不容則格矣。寒氣非格拒邪氣也。乃格拒陽氣也。固不肯下。亦不肯吐也。吐固逆。不吐亦逆。下固逆。不下亦逆。吐藥爲下藥所持。更逆其吐。下藥爲吐藥所持。更逆其下。逆則從逆。經謂之更逆更從。始爲吐下之逆。繼爲不吐不下之逆。故曰更也。若食入口卽吐。不食則不吐。吐食不吐邪。吃虧尤在食。日卽吐。非朝食暮吐之比。不涉胃中虛冷之問題。經謂諸嘔吐酸。皆屬於熱。諸逆衝上。皆屬於火。金匱食已卽吐主大黃甘草。大抵卽吐不離乎火熱。然壯火食氣。正求救於食。熱當消穀。亦樂得引食。明明食入。便非不欲食與不能食。胡不俟食已而吐。竟入口卽吐耶。蓋寒氣間接拒食。則火熱之直接拒食尤力也。設與大黃甘草湯。必重寒其胃。少陽稟氣於胃。弗治則少陽又先

死矣○○乾薑黃連黃芩人參湯主之句○○詳註方後○○

乾薑黃連黃芩人參湯方

乾薑　黃芩　黃連　人參各三兩

右四味○○以水六升○○煑取二升○○去滓●●分溫再服○○

本方非治厥陰病也○○治誤治厥陰病○○病在胃氣及上二焦也○○本自寒下不須治○○行所無事下其寒○○無取乎藥○○參薑雖與寒下無牴觸○○芩連與寒下有牴觸也○○惟醫者置少陽於格殺之中○○故立一矢貫雙之劑○○弋盡熱邪寒邪耳○○獨是上文黃芩湯有禁也○○寧不顧慮徹其熱除其熱耶○○得毋恃有乾薑耶○○非也○○黃芩湯除其熱反不能除熱○○黃芩除熱又不除其熱○○且能保存其熱也○○黃

芩與其熱非反對。猶乎乾薑與其熱非反對也。然則主芩可也。主薑可也。參連又何作用耶。芩主熱。不能治寒邪翻上而爲熱。薑主寒。不能治熱邪從上覆下而爲寒。蓋更逆吐下。不啻顛倒寒熱如轆轤。必有黃連之降。而後逆取其自寒而之熱。有人參之升。而後逆取其自熱而之寒也。夫豈徒寒熱更逆已哉。吐逆胃之中脘則不能容。下逆胃之上脘則不能納。中脘逆。則上焦不能通於下。上脘逆。則中焦不能通於上。是又顛倒胃氣上二焦如轆轤。要皆誤吐誤下爲原動力。不吐不下是反動力。迎其欲吐不吐欲下不下之機。導之於不吐不下。消息其本自寒下之病情。轉移其食入卽吐之病狀○○令胃氣及上二焦○○遂其性而復其位○○纔是本方眞詮也○○四味等分各三兩○○對於寒熱酌其平○○彼半夏瀉心○○生薑瀉心○○何嘗無芩連參薑○○而等分有差者○○彼方有偏重○○本方無偏重也○○彼方攻其痞○○本方平其格○○皆有環繞上下之妙○○二方亦異曲同工者也○○

下利○○有微熱而渴○○脈弱者○○今自愈○○

自本條以下○○不載金匱者僅三條○○其餘與金匱互發○○不過間易一二字而已○○蓋厥陰臨絕地○○下利亦臨絕地○○金匱謂六腑氣絕於外者手足寒○○五臟氣絕於內者利不禁○○正與厥陰病形相倣○○嘔吐亦相倣○○金匱下利與嘔吐並舉○○本篇亦並舉也○○獨是辨認嘔吐之微甚難○○

辨認下利之微甚尤不易○○辨認下利之有寒難○○辨認下利之有熱尤不易○○下文有熱主白頭翁○○對於有微熱者○○寧不加意耶○○上條本自寒下○○復爲寒格○○未明言有熱○○並未明言有微熱也○○方內且有芩連○○況有微熱而渴○○又與下文下利欲飲水無以異○○則白頭翁湯有不躍躍欲試乎○○且上文發熱下利而死者二○○發熱而利死者一○○難治者亦一○○孰肯坐視其且熱且渴乎○○彼非發熱下利也○○亦非微熱下利也○○前此無熱無微熱○○至今始有微熱也○○亦無所謂之寒下○○寒從無形去○○不必熱從有形來也○○更無所謂之厥利利而厥○○先厥者後發熱○○當熱與厥應○○就令熱少厥微○○熱除仍有便血○○厥多熱

少則大可慮也○○又非下利而渴○○不涉引水自救之問題○○乃微熱而渴○○游溢氣化故渴也○○此陽氣之略佔優勝○○而不過於勝○○當然脈弱○○正一陽初升之脈○○少陽有病則脈小○○少陽無病故脈弱也○○苟誤認爲陽盛陰衰之弱○○對以除熱手段○○則後悔無及矣○○曰今自愈○○今字特指出現時之一大機會○○爲前此所未及○○後此又未之或知也○○篇內今自愈句凡三見○○恐人不知微熱爲可貴○○漫與黃芩湯之屬○○變易其脈證○○不獨今時之現狀不復覩○○即前此之現狀亦不復覩也○○安得有如許之今日乎○○嘉言元御今字作令字非○○

下利○○脈數○○有微熱○○汗出○○今自愈○○設復緊○○爲未解

○○

同是下利○○同是有微熱○○何以不渴耶○○以其脈不弱而數○○非純然一陽初升之脈○○乃微熱鼓邪外出○○陰邪高出於微熱之上○○猶帶寒意○○故不渴也○○何以下文又言脈數而渴者今自愈○○豈非脈數不渴爲未愈耶○○彼證無有微熱三字○○下焦之陽未升○○陰邪已向上而化熱○○渴正所以調和熱邪○○並引領微陽也○○若本證見渴○○是陰邪與陽氣爭熱矣○○烏乎愈○○惟汗出則微熱正以散微邪○○得汗利自止○○故曰今自愈○○何以脈不浮而汗出耶○○浮則爲風○○數則爲熱○○數則爲虛○○脫令脈浮數○○則微盜汗出而反惡寒者有之○○安得有行所無事之汗出乎○○

寧不慮其汗出不止耶。不利便發熱而利則然耳。本證明明先下利無發熱。豈可同日而語乎。倘或汗出熱不去又何若。彼證無微熱在。本證有微熱在。餘邪敢恃熱不去乎。特其汗爲不可多得之汗。陰邪不從下解。而從汗解。厥陰病之僅見者也。汗出爲陽微。微熱當然有汗信。安知非陰邪反逼爲微熱。於是脈數汗出乎。果爾。則數脈必暫而不常。設既得數脈。復得緊脈。是陰邪仍有壓制陽微之反動力。曰爲未解。今日利雖愈。其後還留不了了之邪也。殆亦咽痛喉痺矣乎。又非也。彼證發熱下利。陽氣去其半。利止反汗出。陰邪去其半。身半以下之陰邪。上湊身半以上之陽氣

品故見證在咽喉○○本證不過病機欲退未退○○陽氣欲進未進之現狀○○未爲有形解○○卒歸無形解也○○但不能期諸今日焉已○○

下利○○手足厥冷○○無脈者○○灸之○○不温○○若脈不還○○反微喘者死○○少陰負趺陽者爲順也○○

首三句髣髴少陰病也○○少陰因利不止而後厥逆○○由脈微而至於無脈○○本證開始下利便手足厥冷○○便無脈○○厥陰爲短陰○○故變端尤驟也○○何以不行白通加膽汁人尿耶○○彼證有乾嘔煩○○本證不嘔不煩也○○曰灸之○○灸百會穴太衝穴○○何以下文脈絕不灸耶○○下利後恐利止亡血○○本證非下利後也○○脈絕血亦絕○○無血以聯貫其

脈○○故言絕不言無○○無脈非無血○○無脈以統系其血○○
故言無脈不言無血○○脈者血之府○○有血乃可灸之也○○
意者隨灸隨温乎○○非也○○脈不畏火○○而血畏火也○○假
令灸之即温○○是火氣温○○非經氣温也○○急温莫如四逆
湯○○苟火温捷於藥温○○本論四逆證不勝書○○何以不動
用火灸乎○○上文灸厥陰曰厥不還者死○○何嘗曰温不還
者死乎○○少陰手足不逆冷反發熱者灸七壯○○正爲手足
温而灸○○何嘗爲不温灸乎○○脈還手足温則可○○脈未還
而先温○○特惑人之温耳○○曰不温○○括盡長沙之灸法○○
必徐徐而後温也○○雖然○○不温尤有慮○○若脈不還○○則
到底不温矣○○猶有一線望其還者○○幸未微喘耳○○反加

微喘者。與盛喘無異。緣下利則臟氣先餒。無盛喘之足言。內經盛喘爲宗氣泄。微喘何莫非宗氣泄乎。十二經脈所宗者爲宗氣。上輸喉嚨以司呼吸。呼吸定息。爲出脈之符。喘則氣散血亦散。脈無統系。烏得不死乎。即令不喘矣。脈還矣。尤有慮。脈還而順。死而復生。脈還而逆。生仍復死也。不觀少陰病脈暴出者死。微續者生乎。欲知暴出與微續之分。其惟認定趺陽少陰乎。趺陽負少陰爲逆。少陰負趺陽爲順。臟氣勝胃氣。謂之趺陽負。胃氣勝臟氣。謂之少陰負。蓋有尅制之義焉。有制而後有化。以土制水。戊癸所爲合化也。反是爲臟眞之脈。人無胃氣曰逆。逆者死而已。舉趺陽少陰。可以賅厥陰。不獨厥陰然。三陰三陽病皆然。推之百病無不然。長沙一語括盡生人之脈。爲萬世平脈之權輿者也。何以陽明少陽合病。又以其脈不負爲順耶。祇有少陰負趺陽。萬無趺陽負少陽。土爲萬物之母。木火尅金土。不獨謂之尅。且謂之賊。尅賊之負。其負逆。尅而不賊之負。其負順。逆負便是失。順負便是得。彼證負者失。本證負者得也。嘉言元御編末句入少陰篇非。

下利。寸脈反浮數。尺中自濇者。必清膿血。

厥陰下利其陰沉。脈不沉而浮數。浮則爲風。陽之稱也。數則爲熱。亦陽之稱也。陰證見陽脈者生。殆利止矣乎。然陽浮者熱自發。脉數當然有微熱。不書熱狀。是有熱脉無熱證。轉類陽虛於上之脉。數則爲虛。浮亦虛浮而已。特其人無汗出。陽氣必有遁情。且脉濇爲陽氣怫鬱不得越。乃當汗不汗之明徵。無如寸不濇而尺濇。顯非陽氣怫鬱於陽位。而怫鬱於陰位。陽去入陰。陰不得有汗。又宜其無汗。尺中指尺裏而言。尺裏以候腹。太陰主腹。意者陽氣陷入太陰耶。太陰濕土也。陽氣沉埋於濕土之中。脉當沉濇。斷無浮數之寸脉。蓋必少陽陷入厥陰。反爲厥陰所不容。緣木能通火。枯木得火則焚其木。於是厥陰之標陰。易爲少陽之標陽。故寸脉反浮數。緣少厥之根本實先撥。。其浮數之脈象。。不過風火混淆之枝葉耳。。證據尤在尺中也。。何云必清膿血耶。。熱不除始便膿血耳。。經謂尺脈濇爲脈口寒。。又曰脈盛大以濇爲寒中。。濇脈明是寒脈。。與膿血何涉。。況小濇爲腸澼者有之。。數動一代便膿血者有之。。未聞尺濇有膿血也。。且脈濇曰痹。。顯屬陰血不行。。何能立變膿血耶。。曰尺中自濇。。尺外未嘗濇。。尺之兩旁未嘗濇也。。以陽氣怫鬱之濇。。濡滯其陰血旁流之滑。。脈法謂脈滑而數必屎膿。。其且血且膿者。。正不濇之濇者也。。不然。。滑則從。。濇則逆。。滑則生。。濇則死。。設純是濇脈。。遑問膿血乎。。況腸澼脈浮者死。。懸濇者亦死。。與本證相去幾何耶。。異在腸澼有白沫濃血無膿血。。且腸澼積久所致。。本證無其後二字。。則脈象可暫不可常矣。。

下利清穀。。不可攻表。。汗出。。必脹滿。。

下利清穀。。誰攻表耶。。無身有微熱四字。。無裏寒外熱四字。。寒邪非薄於身外矣。。誰復認爲表證耶。。攻表非解表之謂也。。解表正欲得其汗。。汗出便表和。。就令邪不在表。。解之無傷。。攻表則無取乎汗。。汗出便表虛。。陽隨汗出。。陰繼陽出。。攻之則兩傷也。。太陽先解表乃可攻其痞。。是解表之先例。。解表而痞已潛通。。桂枝所以爲適宜。。自汗出而反攻其表。。是攻其表之前車。。攻之而厥便立見。。桂枝所以爲反誤也。。何以太陽續得下利清穀。桂枝又宜於救表耶。彼證身疼痛。裏陷表亦陷。救表即救下藥之誤也。何以下文下利腹脹滿。桂枝又宜於攻表耶。彼證亦身體疼痛。裏陷雖非陷其表。而適閉其表。攻表即攻陽氣之閉也。本證表陽不陷。固無救表之必要。表陽不閉。尤無攻表之必要也。曰不可攻表。則可溫裏在言外。可用四逆湯溫裏。不可用桂枝湯攻表在言外。然不曰急當救裏。不曰先溫其裏。是溫劑尚非刻不容緩可知。清穀雖劇烈。畢竟厥陰之邪尋出路。未有陽退病進之端倪也。緣清穀往往外證熱而裏證寒。表裏劃然不相屬。陰並於裏則寒。陽並於表則熱。形出其寒者熱爲之。裏寒勝斯表熱其應。。外熱亦其應。。寒熱兩相對照者也。。不書外熱。。自無裏寒之足患。。既無外熱以惑人。。其敢行四逆湯者亦意中事。。特無裏寒之實據。。其不敢行四逆湯者亦意中事。。要皆溫裏未著成效。。而以攻表爲嘗試者。。尤意中事也。。彼以爲攻之諒無汗出。。亦無脹滿也。。孰意多此一舉。。便與下文成反比例。。下文攻表無汗出。。本證則攻出其汗。。下文脹滿在未攻表之前。。本證脹滿在既攻表之後。。表無所謂脹。。太陽不當其位。。太陰乘之。。變爲形有餘則脹。。豈非太陰不主裏而反主表乎。。裏無所謂滿。。太陰不當其位。。厥陰乘之。。恰似肝乘脾則滿。。豈非厥陰不在太陰之後。。而反居太陰之位乎。。是謂之更虛更實○○其脹也○○表虛更爲表實○○則後攻其表之術窮○○桂枝湯始終不中與也○○其滿也○○裏虛更爲裏實○○卽先溫其裏之術亦窮也○○四逆湯始中與而卒不中與也○○夫以對針下利清穀之四逆湯○○反不能以溫裏見長○○最泛應不窮之桂枝湯○○且以攻表獲咎○○況其他乎○○

下利○○脈沉弦者○○下重也○○脈大者○○爲未止○○脈微弱數者○○爲欲自止○○雖發熱不死○○

書下利○○厥陰沉矣○○宜其脈沉○○乃不獨沉而且弦○○弦爲少陽脈○○弦在沉下○○是少陽反在厥陰之下○○爲陰寒所壓○○遂失其輕清之上浮力○○故下重也○○脈大者又有陽明之病脈○○加入沉弦之中○○是中土之壓力尤甚○○餘

邪轉藉胃氣為護符。少陽將一潰而莫振。為未止。惟脈不大則胃氣無恙在。庸或提舉少陽以上升。而不能遽升也。第覺少陽不勝寒邪之重壓而脈微。不勝厥陰之重壓而脈弱。又覺壓力稍為鬆勁。少陽不受陰寒之束縛。大有火鬱欲發之機而脈數者。是少陽尚有自主之權。寒邪縱欲死少陽而不得。為欲自止也。其所以欲止未止者。得毋發熱乃止耶。初非先厥。無取乎熱與厥應。就令不發熱。必自止也。况下文明明脈數而渴今自愈。不過渴為愈兆耳。何嘗發熱乎。上文有微熱而渴。脈弱者今自愈。脈數有微熱汗出。今自愈。亦祇有微熱耳。又何嘗發熱乎。設也利未止而發熱。

寧不慮其厥乎。寧不慮其汗乎。上文發熱下利之死。一死於且發熱而死於且發熱且見厥。發熱而利之死。一死於且發熱且汗出也。雖然。彼證開始便發熱。乃一發無餘之熱。看似死於熱。其實死於利而厥。死於利而汗也。本證爲下重之故。陽氣反下而爲上。反重而爲輕。其先愈沉而愈低。其後必愈浮而愈高。陽浮者熱自發。雖發熱亦作微熱論也。不死也。獨是內經腸澼身熱者死。又曰熱見七日死。發熱何嘗不死耶。腸澼不獨與傷寒無涉。與下利亦無涉。下白沫下濃血者腸澼也。似利而實非利者也。不獨本論無白沫二字。無濃血二字。即金匱下利門亦未之見也。彼證雖死於發熱。本證不死於發熱也。。

下利。。脈沉而遲。。其人面少赤。。身有微熱。。下利清穀者。。必鬱冒汗出而解。。病人必微厥。。所以然者。。其面戴陽。。下虛故也。。

同是下利。。同是脈沉。。異在沉而不弦。。是厥陰沉而少陽不沉。。則少陽浮可知。。厥陰爲一陰。。沉必極其沉。。少陽爲一陽。。浮必極其浮。。觀於脈沉而遲。。陽明病往往脈遲。。顯見陽明不浮。。少陽反加於陽明之上。。其人面少赤。。少陽之熱色其赤少。。不現二陽併病之正赤。。陽明少陰之面赤。。易爲少陽之少赤。。少者微之稱。。赤少故熱微。。宜其有微熱。。不象表熱外熱之厚集其熱。。

適肖初陽熹微之熱。。然布滿一身有微熱。。身乃太陽之所主。。又顯見少陽越出太陽之範圍。。故不假太陽之陽以發熱。。轉以微熱掩卻太陽。。是與下利清穀諸證微有別。。凡清穀則太陽陽明少陽并於陽。。三陽未嘗陵亂也。。本證少陽太陽陽明并於陽。。三陽未免陵亂也。。要其陰自陰而陽自陽。。表裏劃分如秦越。。亦即下利清穀之明徵。。同是下利清穀。。同是當行四逆湯。。而解病則有間矣。。凡下利清穀服四逆。。病人行所無事。。病從無形解也。。本證必鬱冒汗出而解。。陽氣怫鬱在表謂之鬱。。孤陽上出謂之鬱冒。。冒家汗出愈。。其解也。。解出太陽以主外。。解出陽明以當中。。令少陽復還於兩陽之隙。。

陽明法多汗。故曰汗出而解。解三陽之淩亂。非解病也。厥陰之病如故。故仍目之爲病人。病人必微厥。微厥病乃解。厥有形。解病仍無形也。上言前熱後必厥者此也。微熱故微厥。即熱少厥微之謂。輕微之微也。非厥微熱亦微之謂。與深微不同也。何以下文下利清穀。汗出而厥主通脈四逆。本證獨渾不加意耶。彼證非其人面少赤。汗出恐亡陽。通脈四逆不容緩也。何以少陰下利清穀。其人面赤色。服湯又無汗出耶。彼證面赤非少赤。汗出更亡陽。通脈四逆尤不容緩也。蓋有所以然者在。緣少陰面赤。不得謂之戴陽。面赤是陽明之本色。無穀色以維繫之。故暴露其赤耳

○○非有少陽加於面上也○○本證少陽帽陽明○○陽明戴少陽○○故名曰戴陽○○彼面赤非戴陽○○汗出固亡陽○○卽面不赤而汗出○○仍有亡陽之慮○○本證不獨其面戴少陽○○且其身負少陽○○汗出正收回少陽○○達出兩陽○○何亡陽之有乎○○然則面赤爲陽虛○○面少赤爲陽不虛耶○○面赤下虛上亦虛○○面少赤則上不虛而下虛○○面赤不獨上下俱虛○○且裏寒外熱○○本證微熱不得爲外熱○○微厥不得爲裏寒○○戴陽非上熱之故○○亦非下寒之故○○下虛故也○○不明言主四逆湯者○○清穀證以戴陽爲稍輕○○以不戴陽爲最劇○○欲八權其得病之重輕○○爲與藥之方針○○庶成效可預卜也○○長沙立法固可師○○立言尤可味也○○

下利。脈數而渴者。今自愈。設不差。必清膿血。以有熱故也。

本條徵諸金匱有闕文。金匱末處云下利脈反弦。發熱身汗者愈。胡本條刪卻二句耶。金匱指陽利而言。陽氣不勝熱。端賴陽樞之轉。反敗爲勝故曰反弦。發熱身汗。比諸有微熱汗出。略爲鼓動耳。宜乎其愈。本證指陰利而言。利在厥陰。無取利在少陽也。反弦則殃及少陽矣。雖發熱不死。然厥陰不利。便發熱而利。恐有汗出不止之虞。畢竟發熱身汗爲少陽之末路。厥陰證之所忌也。與金匱條下有異同者。長沙立證之嚴也。夫使下利脈數而不渴。則有微熱汗出今自愈。

就令發熱身汗不是過也。。否則脉不數而脉弱。。有微熱而渴今自愈。。發熱不是過。。身汗仍是過也。。今脉數而渴。。顯見陽氣之枝葉。。得水而自暢。。隱然有欲熱不熱之端倪。。向未愈者今自愈。。設不差又非陽氣不足以敵陰寒。。是陽氣薰蒸陰寒爲陰熱。。必清膿血。。膿血盡始愈也。。何厥陰病膿血之多耶。。得毋厥陰有熱耶。。厥陰無熱也。。厥陰之氣化純是寒也。。抑少陽有熱耶。。少陽有其熱。。無所謂有熱。。少陽之氣化本是熱也。。上文明明熱不除者便膿血。。非有熱而何。。蓋有其故在。。厥陰既得中見少陽之熱化。。寒邪不獨不敢犯少陽。。並不敢犯厥陰。。不獨不敢寒厥陰。。並不敢熱厥陰。。於是厥陰之標本中見。無寒邪。無熱邪。獨有餘熱留於厥陰之經血。故化膿血。膿血與下利有分別。下利是厥陰之氣化寒。臟陰走魄門而下利。其下利先愈者。以有熱則無寒。寒去遂存而不瀉故也。清膿血是厥陰之經血熱。熱血走腸間爲屎膿。其膿血後愈者。以有熱歸無熱。熱去遂瀉而不存故也。

下利後。脈絕。手足厥冷。晬時脈還。手足溫者生。脈不還者死。

厥陰有熱必有血。無血便無熱。厥陰爲血臟。餘邪往往殃及其血。故厥陰多血反亡血。上文傷寒五六日。未經下利而脈虛是也。本條下利後脈絕又是也。脈者血之府。血絕故脈絕。與無脈不同。無脈仍有血。脈絕爲無血也。無血以溫四旁。故手足厥冷。灸之可乎。灸之必溫。隨溫隨死。火走脈中。愈散其血。速死之道也。一息不運則針機窮。一絲不續則霄壤判者此也。四逆加參湯在所必行。特祇有晬時之希望。且有晬時之失望也。如其經血環繞一周。晝夜有五十度之積。恰計晬時而脈還者。必有營衛爲聯貫。始有微續之兆也。殆生矣乎。未也。脈還而溫不還。是虛有其脈。脈氣乃熱氣之遺。必藉水穀之精以淫其脈。以穀氣現在之熱。蒸動其脈氣過去之熱。合兩熱爲氤氳。而後血溫脈亦溫。徵諸手足。十指之端。爲陰陽交接之處。。手足温而後陽温陰亦温也。。設厥冷如故。。而脈作還。。特返始之脈耳。。脈資始於腎之動氣。。其脈還乃與腎長辭之還。。非生還也。。然則手足温爲重要之問題。。豈非脈還猶其後耶。。又非也。。手足爲諸陽之本。。脈絕而反温。。又返本之温耳。。諸陽與手足長辭之温。。轉瞬便不温也。。斷言之曰脈不還者死。。温不温不具論。。正見脈還仍半生半死。。手足温纔是脈還之生。。非脈還之死也。。夫生則脈之靈。。死非藥之咎。。不忍坐視其脈絕。。當然乞靈於四逆加人參湯。。彼湯仍未足恃也。。倘脈還而歸功於藥。。長沙敢自有其功乎。。非其藥而不效者。。長沙必立方。。若可以方。。可以無方。。長沙概不立方也。。

傷寒。。下利日十餘行。。脈反實者死。。

厥陰不能實也。。實則死矣。。厥陰所以禁下者。。以厥陰屬虛家而不屬實家。。厥陰所以不立下法者。。以厥陰虛則尚可治。。庸或不須治。。厥陰實則治之無可治也。。夫厥陰病非厥利則利而厥。。何至於實。。且厥陰虛則少陽亦虛。。發熱而利。。正形容厥陰之虛利。。發熱下利。。並形容少陽之虛利。。舉凡書下利。。或書便血便膿血。。甚至熱利下重者。。皆可以下虛二字括之也。。金匱下利有實證。。本篇下利無實證。。故本條不隸金匱。。而特書傷寒。。明乎厥陰下利其證虛。。與金匱大承氣諸證不同論也。況其下利日十餘行乎。彼太陰下利日十餘行者有之。脾家實則腐穢當去。惟濕土之臟可以言實。若風木之臟。祇有疏泄而已。實云乎哉。少陰自利清水仍有實。腎爲胃之關。實在胃非實在腎也。少陰無腎家實三字也。何居乎厥陰脈反實耶。獨陽明脈實宜大承氣。厥陰能任受大承氣乎。焉有下利日十餘行之大承氣證乎。明明證虛脈反實。必其證反實而後脈實。顯見厥陰之臟不實。而厥陰實。實在氣化也。金匱謂實氣相搏者。正指實邪與氣化相搏也。何以確定其氣化實耶。厥陰主闔。闔實其氣化。則標陰寂然而不動。故下利而不厥。且闔實少陽之氣化。少陽亦寂然而不動。故不發熱而利。不然。安有下利日十餘行之死厥陰。反不厥逆而死。不發熱而死乎。不厥不熱何以死。金匱謂血氣入臟即死。卒厥而死也。蓋脈受中焦之氣血。上注於手太陰。而終於足厥陰。陰氣盡而復大會於手太陰。丑肝寅肺則生。若祇有歸肝之血。而無朝肺之脈則死矣。血氣入臟。則臟氣不能自致於手太陰。故卒厥而死。不必下利爲然。下利則死最速。厥陰下利死尤速也。

下利清穀。裏寒外熱。汗出而厥者。通脈四逆湯主之。

同是下利清穀。異在不戴陽。則無鬱冒。毋須汗出。且恐其汗出也。同是裏寒外熱。異在手足不厥逆。又非脈微欲厥。。則不涉少陰之病形。。得毋少陰劇於厥陰耶。。非也。。厥陰爲絕陰。。陰氣絕於內。。則其陰不前。。厥逆未形諸手足也。。厥陰爲絕陽。。陽氣絕於外。。其陽反太過。。微厥未形諸脈也。。一旦汗出則陽危。。危在不因面少赤而作汗。。乃陽氣欲亡。。將與厥陰長辭之汗。。勿認作鬱冒汗出而解也。。汗出而厥其陰危。。危在不因有微熱而爲厥。。乃陰氣與陽氣偕亡。。復與厥陰長辭之厥。。勿認作病人必微厥也。。欲奠陰陽之定位。。以交通其陰陽。。通脈四逆湯其可緩乎。。殆如法加減矣乎。。其人面不赤。。無加葱之必要。。腹痛種種病形不具。。無或去或加之必要。。蓋下利清穀證。。極於厥陰爲盡頭。。見證愈少而愈劇。。不同少陰病寒邪與水氣爲緣。。流連於坎腎而不去。。淸穀不已。。尚惹出幾層波折也。。對於彼證有加減法。。對於本證無加減法也。。

熱利下重者。。白頭翁湯主之。。

熱利即是便膿血。。特過去之熱氣腐爲膿。。熱隨膿血去。。愈利愈不覺其熱也。。未過去之熱氣泄其熱。。熱爲膿血留。。愈利愈覺其熱也。。以膿血無下重。。熱邪不敢逞其熱以壓陽氣。。下焦之陽已升故也。。熱利有下重。。熱邪敢逞其熱以壓陽氣。。下焦之陽不升故也。。寒利下重脈沉弦。。陰寒與陽熱。。如冰之與炭。。有勝則有復。。彼證雖發熱不死者。。陽氣之復也。。熱利下重脈不沉弦。。

陰熱與陽熱。。如薪之與火。。無勝則無復。。本證雖不死亦不發熱者。。陽氣無從復也。。弗治則下重如故。。蓋下利而有不利之苦狀。。其人當有欲自利。。利反快之病情。。篇末云知何部不利。。利之則愈。。快利莫如大承氣。。金匱下利四見大承氣。。不離乎當有所去。。下乃愈之例。。與大承氣可乎。。清陽在下竅。。無下法也。。大承氣入腹。。恐熱利未除。。下重立變爲下脫矣。。不死亦倖矣。。欲利其不利。。並止其利。。其惟乞靈於白頭翁湯乎。。方旨詳註於後。。

白頭翁湯方

白頭翁二兩　黃連　黃蘗　秦皮各三兩

右四味。以水七升。煑取二升。去滓。温服一升。不愈。更服一升。

矍鑠哉白頭翁也。臨風偏靜。特立不撓。莖小而勁直。草根而木骨。以白頭翁命方者。殆老陽扶植少陽之義歟。長沙注意在下重。而非注意在熱利也。秦皮於義又何取。秦皮浸水青藍色。得風木之輭化。繞折如迴腸。從腸間包裹中見之少陽。少陽得秦皮。如赤子之得繦褓。連蘗雖苦降。本方實提升少陽於無形也。肅清瘀熱。猶其餘事耳。婦人產後虛極下利。且加味與白頭翁。其除熱而非除其熱可知。借治腸澼又何如。內經腸澼爲痔。痔爲沉痔。沉痔與下重相髣髴。特沉痔便後覺重。熱利隨下隨重。腸澼不列下利之條。白頭翁秦皮庶可用。連蘗恐與寒白沫有牴觸也。

下利。腹脹滿。身體疼痛者。先溫其裏。乃攻其表。溫裏宜四逆湯。攻表宜桂枝湯。

下利未經攻表。何以腹脹滿耶。既脹滿又曰攻其表。豈非重增其脹滿耶。就令先溫裏便不脹滿。何取乎多一攻表耶。彼證汗出則表脹而裏滿。身脹甚於腹滿也。本證下利裏滿裏亦脹。故但曰腹脹滿。裏證非表證也。曰身體疼痛。又表證非裏證也。表裏證具。不同彼條下利清穀。表裏俱虛也。然則本證表裏俱實耶。厥陰下利其下虛。無實證之足言。其所以腹脹滿者。

由於太陰不能開。太陰不開則陰道閉。其大無外之太陰。轉覺脹滿而易盈也。其所以身體疼痛者。由於太陽不能開。太陽不開則陽道閉。其大無外之太陽。轉覺疼痛而負重也。其太陽太陰所以不能開者。由於厥陰不能闔。蓋陰中之少陽。寄生於木。感受地下之陽者。厥陰之根本爲之。散布地面之陽者。厥陰之枝葉爲之。初之氣爲厥陰。含一陽之信息而來。冬至後六十日所以少陽起也。下利則厥陰不闔。猶乎地下無雷。木不鬱則不達。火不鬱則不發。扶桑無日出。成何天開地闢之宇乎。曰先溫其裏。溫之斯脹滿若冰消。曰後攻其表。攻之斯疼痛如瓦解也。先轉坤而後旋乾

○○病先裏而後表故也○○曰温裏宜四逆湯○○從太陰温入厥陰○○則三陰俱受四逆之賜也○○曰攻表宜桂枝湯○○從太陰攻出太陽○○則三陽俱受桂枝之賜也○○何以旣曰攻其表○○又曰攻表耶○○其裏已開○○其表未開○○則攻其表無所謂攻表○○裏無餘邪○○表有餘邪○○則攻其表卽所以攻表○○何以不宜麻黃耶○○麻黃從表解表○○非從裏攻出表○○獨桂枝宜於攻表○○且宜於攻其表○○援太陽篇攻其表之誤嘗桂枝也○○

下利○○欲飲水者○○以有熱故也○○白頭翁湯主之○○

闕渴字○○厥陰之渴○○何若是其難得乎○○舌燥舌乾而後渴○○自利不渴者屬太陰○○足太陰之脈連舌本○○臟寒舌

亦寒○○故應渴不渴也○○自利而渴者屬少陰○○足少陰之脈挾舌本○○下寒舌不寒○○故不應渴亦渴也○○少陰豬苓湯證之渴僅一見○○太陰則未有以渴聞也○○厥陰開始便消渴○○風主消○○宜厥陰渴狀不勝書矣○○乃篇內渴字僅三見○○渴欲飲水者少少與之愈○○有微熱而渴○○脈弱者今自愈○○脈數而渴者今自愈○○是又不渴者其常○○渴者其偶○○大抵氣化有欣欣向榮之意態○○始特書其渴也○○書下利欲飲水○○欲乃病人之心理○○而不涉喉舌之病情○○殆卽太陽意欲飲水○○反不渴者歟○○在太陽欲得飲水者○○少少與飲之○○令胃氣和則愈○○何對於本證○○則不忍坐視耶○○蓋救虛者渴也○○救火者水也○○渴固欲飲水

○○欲飲水不盡渴也○○同是引水自救○○不渴則非爲虛之故○○以有熱故也○○以有熱掩卻少陽之火熱○○反令厥陰無中見之熱化故也○○欲得水以滌盪其餘熱○○並領起下焦之陽以上升○○三焦爲水道所從出○○水道通則少陽之火氣亦通○○宜其欲飲不已也○○特以水濟火則可○○有熱而乞靈於水○○恐自救之私願難償也○○水無有不下○○水下則熱下○○下利必如故也○○熱下則下焦之陽愈下○○即不至於下重○○而少陽爲熱邪所壓○○頓失其輕清上浮之能力○○亦與熱利下重等也○○白頭翁湯主之○○爲不渴主方○○非僅爲欲飲水主方也○○爲不見少陽之熱化主方○○非僅爲有熱主方也○○本條不隸金匱者○○以金匱下利不

盡屬厥陰。未必下陷其少陽。欲飲水庸或見渴。渴則愈。何庸託庇於白頭翁乎。

下利。譫語者。有燥屎也。宜小承氣湯。

書下利。與陽明下利示區別也。陽明直視譫語。下利者亦死。何來下利而以譫語駭人耶。稍有直視。遑暇計及其燥屎耶。曰有燥屎。燥屎不盡有譫語也。陽明書有燥屎者六。不書譫語者四。獨胃中有燥屎五六枚。及有燥屎在胃中。纔書譫語耳。然無論譫語不譫語。非大承氣不能攻下其燥屎。燥屎宜大承氣者凡五見也。特燥屎無下利。宿食有下利。燥屎宿食均宜大承氣。宿食下利與大承氣無牴觸。則燥屎下利當然與大承氣無牴觸。且金匱下利四見大承氣。雖非明言有燥屎。而曰堅曰實。曰當有所去。曰以病不盡。要不離乎有燥屎者近是也。况明明有燥屎耶。何居乎僅以小承氣畢乃事耶。小承氣爲恐有燥屎。試驗燥屎耳。爲鞕則譫語。止其譫語耳。未聞小承氣能下燥屎也。不知陽明凡有譫語之大承氣證無下利。無下利則下不虛。土氣不予奪。大承氣故中與也。金匱凡下利之大承氣證無譫語。無譫語則邪不擾。穀神不予奪。大承氣故亦中與也。若下利譫語。幾與陽明之死證爲鄰。幸在厥陰下利。非陽明下利耳。厥陰之臟無糟粕。烏得有燥屎耶。正惟有燥屎在胃中。胃以下則純是厥陰之邪。。厥陰走泄其濁陰。。反令胃中不能受五臟之濁氣以降其濁。。而與下利清穀反比例。。不清穀而實其穀。。則五味不能出。。小腸無盛受之足言。。大腸無傳道之足言。。是即有燥屎之明徵。。譫語又胃中有燥屎之明徵。。大承氣湯非不足以下燥屎也。。無如厥陰先陷於燥屎之下。。苟延生命於魄門。。能受大承氣之攻擊乎。。惟小承氣微和胃氣。。胃和則愈。。譫語止則燥屎自下於無形。。正變通大承氣以處方者也。。厥陰無行大承氣之例。。要以勿令大泄下爲主旨。。彼陽明大小承氣證具。。僅一小承氣證屬厥陰者。。本證與陽明燥屎不同論。。金匱大小承氣證具。。獨四大承氣證不屬厥陰者。。彼證與厥陰下利

不同論也○○陽明金匱有下法○○厥陰無下法故也○○嘉言者字易以字非○○

下利後○○更煩○○按之心下濡者○○爲虛煩也○○宜梔子豉湯○○

本條看似未敢定其虛煩與實煩○○而以心下爲證據也○○何以不曰心下鞕爲實煩乎○○本論煩狀不勝書○○未有實煩二字也○○如謂心下鞕爲實煩○○則莫實於太陽之寒實結胸○○彼不過瀰更益煩耳○○心下無影响也○○莫實於陽明之胃中有燥屎○○亦不過心中懊憹而煩耳○○心下無影响也○○就如本有宿食之煩仍不解○○亦不過腹滿痛耳○○非心下滿而鞕痛也○○況心下痞鞕而滿明明曰心煩○○太

陽甘草瀉心湯證是也。。且心下痞鞕明明曰虛煩。。大陽久而成痿證是也。。鞕者濡之對。。不濡而心煩者一。。不濡而虛煩者一。。本論不獨無心下濡之虛煩證。。並無心下濡之諸煩證也。。得毋虛煩纔是梔子豉湯之的證耶。。梔子豉湯不盡治虛煩也。。彼煩熱胸中窒者。。何嘗是虛煩乎。。梔子豉湯尤不盡治煩也。。彼身熱不去。。心中結痛者。。何嘗有煩字乎。。又況久而成痿之虛煩。。尤明明不主梔子豉湯乎。。其他心煩而不行梔子豉湯者多矣。。按之自濡。。按之濡。。而與梔子豉湯無涉者又有矣。。何居乎獨以心下濡定虛煩。。獨取梔子豉湯治虛煩耶。。長沙非僅教人注意其虛煩。。教人先注意其更煩。。而後注意其虛煩。。非僅教人虛煩用梔豉。。教人更煩用梔豉也。。蓋先煩下利。。於是乎下利後更煩。。其先煩也。。厥陰中見之少陽已上升也。。其更煩也。。少陽與心陽。。愈并而愈合者也。。無如其下利後則胃中虛。。安知非客氣上逆。。堵塞心宮。。以重其煩乎。。太陽篇明言客氣上逆故使鞕。。試問梔子豉湯能打通其心下痞鞕而滿否乎。。按之心下濡者。。顯無客氣爲中梗。。曰爲虛煩。。心無障礙物。。不過陽與陽并則虛有其煩。。髣髴太陽虛煩不得眠之梔豉證。。又不悉具太陽梔豉證也。。曰宜梔子豉湯。。本湯亦大有造於少陽乎。。少陽相火也。。其在下焦。。則與君火合而後不煩。。其在上焦。。則與君火分而後不煩梔子豉能合少陽君火於坎腎之中。合之所以一而神能分少陽君火於心坎之上。分之所以兩而化也。火數二而成於七。二七梔子。乃更新三陽之通藥。爲少陽立方。非徒爲厥陰立方也。若以本方爲除煩。更淺之乎測長沙之妙義矣。

嘔家。有癰膿者。不可治嘔。膿盡自愈。

嘔家亦厥陰病耶。善嘔逆在胃膽耳。非逆在厥陰也。特嘔膽未嘗曰有膿。厥陰則主發癰膿也。胃癰未嘗兼善嘔。厥陰又得食而嘔也。然諸嘔吐酸。皆屬於熱。而非屬於厥。必下焦之陽有升而無降。纔釀成熱。豈非嘔屬中焦。嘔劇則屬上焦乎。中焦取汁化赤而爲血。。化血爲膿者其常。。癰膿非必因厥陰病而始有也。。本證則儼爲熱邪所波及。。其不發癰膿於腠理者。。度亦熱過於營。。營出中焦。。故膿出中焦耳。。何以嘔家中焦反熱耶。。水能制火則不因熱而嘔。。火入水而成焦。。焦字可顧名而思義也。。水不勝火則因熱而嘔。。火遇水而不焦。。焦字殆有名而無實也。。中焦不過臍旁之游部。。安得有癰耶。。癰者壅也。。乃膿之壅。。類似癰之膿。。與肺癰成膿則死大有別。。曰膿盡自愈。。不曰癰膿盡自愈可知矣。。胡爲不可治嘔耶。。嘔食有烏梅丸在。。乾嘔有吳茱萸湯在。。嘔而脈弱主四逆。。嘔而發熱主柴胡。。本條諸證不悉具。。諸方不中與也。。借用麻黃升麻湯又何若彼方為唾膿血難治而設。如之何其濫予嘗試乎。蓋治嘔當治熱。第恐不善治熱而以黃芩湯徹其熱除其熱。膿未盡而其熱先盡。縱加薑夏無當也。嘔不可治。言外即不可治膿。嘔非能治膿。卻能盡膿。謂以嘔治膿可也。膿盡愈於膿。即謂以膿治膿亦可也。雖然。膿愈嘔未愈。將置嘔家於不顧耶。金匱有嘔吐諸方在。不治現在之嘔。非不治將來之嘔也。倘或膿愈嘔止。又不啻以膿治嘔矣。有膿且勿治。遑立善後之方乎。太陽病服桂枝湯反嘔者。何嘗無吐膿血。彼證膿盡不盡未可知。豈有彼條不立方。而本條反立方乎。

嘔而脈弱。小便復利。身有微熱見厥者難治。四逆湯主

之○○
厥陰不下利而嘔○○將嘔盡厥陰之邪乎○○不化癰膿○○不獨陰邪不肯出○○直噴翻少陽○○移過太陽之部署○○不曾嘔出少陽也○○直噴翻厥陰○○移過少陽之部署○○不曾嘔出厥陰也○○內經善嘔曰嘔膽○○嘔少陽者也○○不嘔膽而嘔上二焦○○亦嘔少陽也○○少陽可移○○厥陰亦可移也○○以其脈不沉○○沉脈庸或不移動其厥陰○○以其脈不弦○○弦脈庸或不移動其少陽○○否則脈數○○猶望其有微熱汗出愈○○或渴而愈也○○若嘔而脈弱○○則與下利不同論○○一陽弱則少陽易動○○一陰弱則厥陰易動也○○少陽脫離三焦○○是水道無官守○○嘔逆其水○○必波及其小便○○小

便當然不利也。乃既嘔而小便復利。顯見厥陰之寒。代行其決瀆。而後不利復利也。厥陰乘少陽之位。逼取其小便。令少陽不得不放棄其小便故也。觀其身有微熱。夫非少陽越出太陽之範圍。加微熱於一身乎。且微熱見厥。豈非以厥陰之寒狀。加入少陽之熱狀乎。夫少厥本互爲中見也。無論先見熱後見厥。先見厥後見熱。皆循環相見者也。即厥深見熱深。厥微見熱微。亦有條不紊之中見。非雜亂無章之中見也。乃不爲對照而爲蒙混。又何取其中見乎。曰難治。治嘔治小便不難。難在收回少陽之微熱。厥陰之見厥。以脈弱無搖動少厥之餘地。難令少厥一齊復還其本位故也。上條不可治嘔。嘔盡膿自盡。本條雖可治嘔。恐嘔盡則少厥與之俱盡也。毋寧舍少厥不治。從間接治之。先恢復其中土。土爲萬物所歸。或轉運一番。嘔止便調。庶少厥有歸還之一日也。四逆湯主之。對於微熱見厥。差爲中與耳。四逆湯中邊俱到。豈徒以下利清穀見長乎。

乾嘔。吐涎沫。頭痛者。吳茱萸湯主之。

上兩條明明嘔。本條胡乾嘔耶。有嘔聲。無嘔物。中焦無寒可知。徵諸吐涎沫。金匱謂上焦有寒。其口多涎。邪犯上焦更可知。脾開竅於口。脾液化爲涎。其涎與上焦之寒相直接。則涎而生沫。顯見中央無火氣以游行。。少陽又不知其何往矣。。若手足不厥而頭痛者。。少陽帶厥陰之寒以上頭。。頭痛正少陽之苦狀也。。獨是足厥陰之脈。。出額會於巔。。巔頂亦厥陰一部分。。得毋痛在厥陰而非痛在少陽耶。。三陰無頭痛也。。頭有諸陽在。。陰邪不敢明犯其頭。。大都陰病有腹痛。。邪高亦咽痛而已。。少陰頭眩則主死。。假令厥陰殃及其頭。。恐與眞頭痛證無甚異。。厥論謂頭痛甚腦盡痛者。。非厥在頭乎。。肝熱病頭痛員員者有之。。若厥陰寒盛頭痛。。則未之聞也。。陽明頭痛且手足厥。。安有厥陰頭痛不厥乎。。彼證陽病爲陽厥。。二日或不厥不痛矣。。本證縱不厥。。長沙寧肯袖手乎。。吳茱萸湯主之。。殆針對厥陰之寒者歟。本草稱吳萸。不特溫中也。且下氣也。溫而降下。降上焦之寒。即下厥陰之厥。取厥應下之之義。而君以吳萸。厥陰氣下。當然無嘔吐。非並下少陽也。溫降厥陰。便溫升少陽。少陽溫則頭痛止。止痛又吳萸之餘事。少陽篇雖無行吳萸之例。總覺吳萸之氣味。與少陽相莫逆也。陽明食穀欲嘔證。用以降中焦而及於上焦。即升上焦之陽也。少陰煩躁欲死證。用以降上焦而及於下焦。即升下焦之陽也。蓋寒氣生濁。降濁正以下其寒。本證上焦濁。陽明中焦濁。少陰上下焦濁。濁陰壅塞其水道。是有地氣無天氣。決瀆之令必不行。少陽之游路以絕。故澄中原之鼎沸者吳茱萸湯也。收濁陰以發清陽。庶種種病非八風所能變耳。若扶地氣之陷。四逆湯爲無二法門。補天氣之傾。白通湯爲無二法門。降地氣之濁。又吳茱萸湯爲無二法門也。三方鼎峙。而分道揚鑣者也。本篇主四逆吳萸而不行白通者。恐天氣開則厥陰應下而借上也。霍亂主理中四逆而不行吳萸者。三焦濁而亂。理亂之不暇。降之無可降也。

嘔而發熱者。小柴胡湯主之。

厥陰病以小柴胡湯殿諸方之末乎。柴胡非少陽主方哉。然少陽中風未有與柴胡湯字樣。傷寒屬少陽亦未有與柴胡湯字樣也。獨本太陽病不解。轉入少陽。纔與小柴耳。看似少陽柴胡證。實則仍是太陽柴胡證。少陽並未受邪也。本條得毋亦本厥陰病不解。轉入少陽耶。非也。厥陰與少陽兩界線。絲毫不能亂。假少陽之部分病太陽則可。假少陽之部分病厥陰則不可。緣厥陰病少陽已間接受病。若直接受厥陰之病。則少陽殆矣。上文傷寒六七日不利。便發熱而利。非將厥陰病盡移入少陽哉。其人汗出不止者死。視柴胡證何啻霄壤乎。上文發熱流於死者三。雖發熱不死者一。死不死不離乎少陽之發熱。要非柴胡證之發熱也。其餘熱多熱少。前熱後熱。無一非少陽熱。無一是柴胡證也。故雖發熱而利。發熱下利。寧聽其自止。而不與柴胡。。有微熱而渴。。有微熱汗出。。又聽其自愈。。而無所用柴胡。。柴胡主治熱入血室。。非不足以治血熱。。而癰膿膿血便血。。概不從事於柴胡。。誠以陰邪往往從厥陰尋出路。。非肯從少陽尋出路故也。。惟嘔而發熱。。爲前路所未言及。。曰嘔家曰乾嘔曰嘔而脈弱。。無發熱二字。。故無取柴胡也。。彼厥而嘔。。更本證之反對矣。。獨是柴胡證有寒熱。。意者發熱之中有惡寒乎。。厥陰病無往來寒熱也。。少陽祇能往來太陽之寒熱。。無從往來厥陰之寒熱。。厥乃寒之變。。熱又厥之變。。祇有厥逆而惡寒。。無發熱而惡寒也。。但厥陰太過則少陽不前。。於是乎厥勝。。少陽前則厥陰無太過。。於是乎熱復。。苟或發熱而厥爲難治。身有微熱見厥亦難治。惡寒便厥逆之見端。柴胡能從難治上立功乎。蓋惟嘔而發熱。方是厥陰少陽俱不受邪。以其非厥而發熱。非利而發熱。顯非發熱而厥。發熱而利之比也。少厥無容邪之餘地。餘邪遂孤立而無所薄。小柴胡湯庶迎機而導耳。太陽柴胡證不勝書。少陽厥陰獨寥寥者。以少陽病則柴胡證罷。是絕無僅有之柴胡證。厥陰病則柴胡證罷之又罷。更絕無僅有之柴胡證也。

傷寒。大吐。大下之。極虛。復極汗出者。以其人外氣怫鬱。復與之水。以發其汗。因得噦。所以然者。胃中寒冷故也。

傷寒極於厥陰爲盡頭。陰極陽亦極也。但能陰極成陽。陽極成陰。陰陽相與成全。則極猶未極。然非資生於胃中之穀氣。一陰一陽亦無自而成。蓋穀氣温而後汗液温。汗生於穀。維繫一線之陰陽者。魄汗爲之也。雖虛極尚有轉圜之餘地也。無如其大吐不已而大下之。水穀之海大。故吐大下亦大。是六腑之大源先絕。五臟無胃氣可禀。於是陰極變爲極陰。陽極變爲極陽。故不曰虛極曰極虛。虛極不過虛之盡頭。陰陽猶有更始之望。極虛乃是極之盡頭。陰陽將有告終之憂也。何以不厥不熱耶。極陰則厥陰之標陰無勢力。厥之無可厥。極陽則少陽之標陽無勢力。熱之無可熱。

神機化滅之狀態。。非病勢尋愈之狀態也。。其內氣不可問。。所僅存者尚有極陽之極汗。。苟延其外氣而已。。復極汗出以徹盡其外氣。。則眞極而不能反矣。。夫非發汗之咎而誰咎乎。。彼非與汗藥以發其汗也。。復與之水耳。。汗之原雖出於水。。孰意杯水竟爲極汗之導線乎。。以其人外氣怫鬱。。怫鬱乃汗出不出之病形。。此殆胃中水竭之原因。。無水津以散布其汗。。致外氣暫鬱而未發。。其極汗斷難久持也。。正惟極虛之汗。。而後發之毫不費力也。。不與穀生汗。。徒與水發汗。。宜其飲水則噦矣。。因得汗者水。。因得噦者亦水。。醫者將卸過於水乎。。夫噦似尋常。。大抵有聲無物之小逆耳。。乃人人所不注意者。。長沙特以一字之貶。。垂諸篇末。。欲輕視下藥者懲前而毖後也。。曰所以然者。。胃中寒冷故。。寒冷明明下藥所致。。其奪汗之所以然。。由於寒冷不消穀。。則汗無生機。。其加噦之所以然。。由於寒冷不消水。。則水無歸路。。非危機之達於極點而何。。長沙不立方。。百世後無挽救之策矣。。誤下者尚有逃罪之隙地乎。。

傷寒。。噦而腹滿。。視其前後。。知何部不利。。利之則愈。。

本篇祇有小便利三字。。有小便復利四字。。未有云小便不利也。。前部不利。。非所論於厥陰病也。。後部不利。。則言之屢矣。。何者是後部不利耶。。得毋便血便膿血。。與夫熱利下重者。。纔是不利耶。。抑所有條下無下利字樣○○便作後部不利觀耶○○上言厥應下之○○是凡厥陰病以下利爲正當○○豈非不下者使之下○○下之而不利者○○務令其利耶○○不然○○胡末句止以利之則愈四字○○總結全篇耶○○看似不嫌厥陰大便利之多○○轉嫌厥陰大便利之少也○○不知篇内又無大便不利四字○○正見厥陰病大便容易利也○○亦無大便利三字○○正見厥陰病大便不得謂之利也○○上文傷寒六七日不利○○又曰便發熱而利○○可知下利仍有不利之證存○○又可悟下利無非不利之反證○○故避大便而不言○○易其言曰後部不利○○就令大便利○○依然後部不利也○○對於後部爲前部○○亦避小便而不言○○易其言曰前部不利○○就令小便利○○依然前部不

利也。。何部不利句。。可以括盡厥陰之病者也。。蓋前部消水。。水道通調。。是眞前部利。。無所謂小便利也。。後部消穀。。清便自調。。是眞後部利。。無所謂大便利也。。便曰視其前後。。雖側重在後部。。實欲人比較其前後。。便知前後俱不利。。緣本篇無利前不利後之方。。亦無利後不利前之方。。其前後俱利之方。。則可於上文方義求之故也。。雖然。。噦而腹滿。。爲上文所未言及。。謂全篇病狀皆前後不利。。尚有理由。。謂全篇病狀皆噦而腹滿。。則毫無實據矣。。陽明中風。。腹滿加噦者不治。。况厥陰傷寒乎。。本證噦而後腹滿耳。。不噦則腹不滿。。不同上條因得噦。。極虛則滿之無可滿也。。上文下利腹脹滿者僅一見。。此外祇有少腹滿無腹滿者。。不噦故也。。大抵下利則病形趨下。。嘔吐則病形趨上。。或厥或熱或汗出。。病形在外不在內。。或膿或血或癰膿。。又病形在血不在氣。。諸證非滿腹是邪。。宜其無腹滿也。。本證厥陰病形不具。。而具太陰陽明之病形。。明是厥陰之邪犯太陰。。且犯陽明矣。。土爲萬物所歸。。有形之中土病。。卽無形之厥陰病。。凡一切有形之厥陰病。。不離乎無形之中土病。。雖非噦而腹滿。。可作噦而腹滿論也。。上交示不可下之禁者。。卽此意也。。治之奈何。。吾竊取長沙之意以補之。。其惟四逆湯乎。。霍亂小便復利。。下利清穀主四逆。。四逆湯能止前後部之利。。便能利前後部之不利

○○能治不利之反面○○自能治不利之正面也○○太陽服四逆湯後清便自調○○調大便未有不調小便也○○本篇腹脹滿温裏宜四逆○○其餘主四逆爲最多○○可以識長沙之手眼矣○○其不明言主四逆者○○以前後部之爲義最廣○○末三句不獨括盡厥陰病○○並括三陰三陽病○○三陰三陽病不能行四逆者固多○○厥陰病不能行四逆者亦不少○○故特於篇末留未盡之詞○○已然之噦而腹滿猶可見○○未然之噦而腹滿○○則不可知也○○且非一方所能盡也○○是在乎善學者隨機應變而已○○

讀過傷寒論卷十五厥陰篇豁解終

張仲景傷寒論原文

讀過傷寒論卷十六

新會陳伯壇英畦著
男 萬騶
受業 鄧義琴 林清珊 仝校

霍亂篇豁解

問曰。。病有霍亂者何。。答曰。。嘔吐而利。。名曰霍亂。。霍亂非少陰病耶。。吐利以少陰爲最多。。何以少陰篇無霍亂二字。。突來此不經見之病名耶。。霍亂與少陰證相似者誠有之。。特少陰病往往得之一二日。。二三日。。而霍亂則無一二三日之陰證也。。下文却四五日至陰經上。。轉入陰者不可治。。是凡四五日以前之霍亂。。從無入陰可知。。飭過四五日。。未必入陰又可知。。霍亂烏得爲少陰病乎。。更無所謂太陰厥陰病矣。。然則霍亂病在陽耶得毋陽明中寒之最劇者耶又非也陽明不能食名中寒未有吐利名中寒也且下文有屬陽明不屬陽明之分其不屬陽明者在到後經中卽屬陽明者亦在四五日後又不得目爲陽明病更無所謂太陽少陽病矣何以太陽大柴證嘔吐而下利霍亂亦嘔吐而利耶彼條汗出不解心中痞鞕痞鞕處是邪其邪高本證心中不痞鞕霍亂處是邪其邪不高與大柴胡證無涉既不涉三陰三陽之問題却不離乎傷寒之幻相究指何部傷寒耶下文特書曰傷寒再則曰本是霍亂今是傷寒傷寒何以有霍亂霍亂何以亦傷寒此其所以不容已於問也答曰嘔吐而利本論嘔字吐

字利字不勝書。胡僅以一語括之耶。不知曰嘔曰吐曰利。已指出上中下三部俱亂矣。蓋嘔出中焦。吐出上焦。利出下焦。中焦亂則上焦下焦因而亂。上焦出胃上。中焦並胃中。下焦別廻腸。三焦亂則胃之上口中口下口因而亂。吾於下文主理中。而知理中者理中焦是中焦爲亂源。則中土盡災區也。且五苓證曰欲飲水。理中證曰不用水。曰欲得水。三水字針對水道而言。其水一亂。汎濫可知。此陸沈之象。非霍亂而何霍者疾也。猝遽也。猝然擾亂其中州。氣化退處於無權。三陰三陽不能抵禦也。名曰霍亂。其寔三焦傷寒。三焦者腠理其應。亂邪從腠理入。與傷寒一日太陽受之不同論。而災情之慘。則少陽陽明當其衝。中土為陽明所居。三焦乃少陽所主也。殆亦陽明少陽合病者歟。又非也。陽明少陽合病必下利耳。未有且嘔且吐也。不屬少陽。亦不屬陽明也。屬不屬四五日後方有時機。若初得病時。少陽陽明不知其何往。並亟三陰三陽亦不知其何往。安得有三陰三陽之見證乎。不冠傷寒。以其為亂傷寒。不能名曰傷寒。毋寧名曰霍亂耳。

問曰。病發熱。頭痛。身疼。惡寒。吐利者。此屬何病。答曰此名霍亂。自吐下。又利止。復更發熱也。

上條問詞。不過就霍亂問霍亂。未嘗注意在太陽也。

然亦有太陽證具。霍亂證亦具。不敢目爲太陽證。亦不敢目爲霍亂證。又屬疑難之問題。例如病見發熱頭痛身疼惡寒四證。非太陽傷寒哉。祇有毫釐之差者。已未發熱則發熱無定形。比諸發熱爲略輕。必惡寒則惡寒有定情。比諸惡寒爲略甚耳。其頭痛身疼無稍異也。若變嘔逆而爲吐。不獨吐而且利。迥非太陽初病之形證。乃始得霍亂之形證。是屬太陽病者半。屬霍亂病者亦半也。焉有雙方俱病者耶。抑一面病見兩面病耶。答曰此名霍亂。正惟霍亂始如此。太陽病不如此也。上條霍亂則如彼。本條霍亂又如此也。上條非自吐自嘔自利。乃亂嘔亂吐亂利。本條非嘔吐。乃自吐。非自吐利。乃自吐下。以其又利止。故曰下不曰利。特止而又利。利而又止。故第覺其吐利證具。發熱證亦具。不知未利止則未發熱。旋利止則旋發熱。利止與發熱相循環。其利止又如此。則發熱更如彼也。何以云復更發熱耶。邪氣勝則正氣未復。正氣復則邪氣不能勝。一陽復旦之象。而後更發熱。未始非少陽拒邪之反動力也。少陽屬腎。三焦乃少陽之游部。利止則少陽起於坎。斯太陽見於離。陽浮者熱自發。不發熱於內亂。而發熱於太陽。顯見下焦爲少陽所克復。亂邪遂奪中氣而竄。復與太陽鬪其鮮。四證若太陽初得病者然。直移禍太陽耳。非屬太陽也。且中土非太陽勢力之範圍。乃陽明勢力之範圍。謂屬太陽將無入陰之憂則可。謂屬太陽亦經盡而愈。則不可必之數矣。以其利止不曰嘔止。曰自吐不曰自嘔吐。又不曰不嘔自吐。可知尚有不嘔之嘔存。而後上逆令其吐。下逼令其下也。中焦之亂源未塞。又添出太陽之表證。試問太陽能以汗徹之乎。自吐下則無重發汗之理由。利止吐未止。無消息和解其外之必要。惟望吐利止而邪亦衰。諸恙或解於無形耳。藉非然者。倘餘邪還入中州。則亂象復萌。利止又利。尤意中事。欲求太陽之一證而不可得。發熱云乎哉。不止發熱云乎哉。

傷寒。其脈微澀者。本是霍亂。今是傷寒。却四五日。至陰經上。轉入陰。必利。本嘔下利者。不可治也。欲似大便。而反失氣。仍不利者。屬陽明也。便必硬。十三日愈。所以然者。經盡故也。

書傷寒不書霍亂。明夫傷寒而後有霍亂。非霍亂或傷寒或不傷寒也。特霍亂病脈微則有之。脈微欲絕。與夫脈平者有之。當然無澀脈。澀脈乃經血欲行而難行。寒邪欲去而未去。玩其脈二字。殆指其脈惟然。非凡霍亂脈皆然也。有是脈則當注意其傷寒。曰本是霍亂。今是傷寒。非謂先是霍亂非傷寒。今是傷寒非霍亂也。謂本因傷寒而變出霍亂。是傷寒之霍亂。今因霍亂露出傷寒○○是霍亂之傷寒○○不過未有轉屬曰霍亂○○將有轉屬曰傷寒耳○○何以二三日不轉屬○○却四五日纔轉屬耶○○五數居中○○五日爲一候○○初候陽○○再候陰○○必陽轉陰○○乃陰轉陽也○○何以傷寒二三日○○便有少陽陽明之見證不見證○○傷寒盡三日○○便有三陰之受邪不受邪耶○○傷寒從寅至申已轉陰○○從申至寅又轉陽矣○○霍亂則純視中氣爲轉移○○中氣轉斯地氣囘○○地氣囘故陰先至○○陰屬地氣而主內○○與內亂之邪相接觸○○邪并於陰則邪轉入陰○○陰不并邪則邪轉屬陽○○此在五日後○○愈不愈之一大關頭也○○如其脫離陽府○○轉入陰臟○○必得陰利○○比四五日前之陽利○○加甚一層矣○○夫使霍

亂證罷。則不涉嘔吐而利之問題。太陰少陰厥陰治法具在。隨證治之。未嘗不可。若霍亂之本嘔如故。下利如故。是一亂未平。一亂復起。府氣臟氣無兩全之地。不可治也。然亦不能一概論也。病情有進亦有退。假令有欲似大便之機。其大便却未出。而反失氣者。是四五日後其氣乃行。無如微濇之脈。邪衰正亦衰。必俟其氣反聚而爲散。反虛而爲實。而後失氣有影響。金匱所謂大氣一轉。其氣乃散。實則失氣者此也。不曰轉矢氣者。陽明轉矢氣三字。形容其氣之不散。本條反失氣三字。形容其氣之散也。雖然。失氣亦偶然之事。安知非正氣散而邪氣反不散耶。則不利仍利者有之。果仍不利者。纔是眞不利。不利於是陽明闔。殆陽明證罷矣乎。非也。前此陽明未嘗病。至是始屬陽明。乃胃家亂罷屬陽明。將見胃不病。不同太陽證罷屬陽明。胃家無數病也。設或屬少陽又何若。中焦亂罷當然屬少陽。少陽主樞。轉亂象爲治象。少陽固與有其功。陽明主闔。轉便利爲便鞕。陽明乃能撥其亂也。曰便必鞕。是中土受治於陽明。亂邪亦受治於陽明。可作陽明不病之病觀。亦可作少陽不病之病觀也。便鞕無所苦。非欲愈而何。獨是七日愈者陽數也。二日陽明受之。加七日則八日病衰。就令六日陽明受之。加七日亦十二日愈足矣。胡爲十三日愈耶。。在太陽病則十三日不解。。陽明病又未聞十三日愈也。。傷寒有傷寒之所以然。。本證有本證之所以然。。傷寒是行其經盡而非經盡。。本證是經盡不獨行其經盡。。例如陽明病則七日陽明經盡。。本證却七日陽經盡。。以符陽數之七。。六日陰經盡。。以符陰數之六。。十三日乃三陰三陽經盡故也。。陽明者十二經脈之長。。惟屬陽明而後十二經盡。。尤爲十三日愈之所以然也。。

下利後。。當便鞕。。鞕則能食者愈。。今反不能食。。到後經中。。頗能食。。復過一經。。能食過之。。一日當愈。。不愈者。。不屬陽明也。。

但下利亦亂耶。。下利後寧非亂後耶。。亂已過去。。當然便鞕。鞕則下焦不亂。豈上二焦不亂而反亂耶。當然能食。能食者愈。蓋意中事。今反不能食。顯見無形之亂。尚有遁情。其不亂嘔亂吐者。趨勢在利。其利後不嘔不吐者。反逆之亂邪稍衰耳。未愈也。亦期諸十三日愈。十三日爲過經。七日以上爲後經。陽經盡而陰。陰經盡而陽。周而復始也。到後經中者。卽上條至陰經上之互詞。要以屬陽明爲愈兆。上條屬陽明自然能食。本證必能食而後屬陽明。緣陽明之燥化不前。中見之溼化亦不前。故利後不能食。到後經陰經用事。庶得中見之化。纔頗能食。食入於陰。長氣於陽。陽根於陰也。何以僅曰頗能食耶。非復過一經則陽未王。復過一經則陽逢陽王。不獨能食。且能食過之。食入則脈道行。陽明者胃脈也。胃脈行陽明之令。便一日屬陽明。胃家及上二焦一日而大治。縮短其期曰一日當愈。雖與上條有異同。究亦適符十三日經盡之數也。如其不愈者。可悟過食非病家之常。乃邪氣與胃氣爭其食。奪壯火之權以食氣者也。此霍亂之怪現象。不受治於陽明。不屬陽明也。過此爲十三日不解。俱作過經論也。日日是過經者也。一日不屬陽明則一日不愈。一日屬陽明則一日愈。又烏能定其何日屬陽明乎。陽明爲十二經脈之長。陽明又法多汗。試問中土之邪。不藉陽明鼓盪而出。果從何道出乎。

凡霍亂不藥而愈者。皆轉移於陽明之燥化者也。卽藥而愈者。亦與陽明相助爲理。則危莫危於霍亂不屬陽明。安莫安於霍亂屬陽明也。雖然。屬陽明之難。下利後且如此。矧其爲嘔吐而利乎。

惡寒。脈微而復利。利止。亡血也。四逆加人參湯主之。

上條下利後不屬陽明則不愈。本條利止卽屬陽明仍不愈。蓋陽明有權以止利。無權以止寒。雖屬猶未屬。書惡寒。惡寒二日不自止。尚得爲有勢力之陽明哉。書脈微。陽明篇脈微僅一見。其條下則不惡寒也。惡寒脈微。陽明之燥化不前可知。若脈微而復利。尤爲陽明病所無。。何取乎屬此薄弱之陽明乎。。復利是霍亂未罷。。利止是霍亂又罷。。兩次利。。亦兩次止。。要皆陽明之闘力使然。。非不足以制止亂邪也。。乃徒多此惡寒之狀態。。比諸霍亂尤瑟縮。。霍亂未止則陽明無知覺。。不屬陽明不惡寒。。霍亂已止則陽明有知覺。。既屬陽明反惡寒。。又安望其經盡而愈乎。。得毋陽氣將亡乎。。抑胃氣將亡乎。。然必胃氣猶存在而後霍亂止。。不得謂之亡氣。。陽明猶存在而後復利止。。不得謂之亡陽。。曰亡血也。。句中有眼矣。。夫前此之下利。。無下血二字。。後此之復利。。無下血二字。。血胡以亡。。中焦化血者也。。中焦亂則殃及其血。。故中焦未亡而血先亡。。血亡則經亂。。經亂則陽明不能爲之長。。至經到經過經無期度。。直謂之亡經可也。。脈者血之府。。無血以入脈。。故利止而脈仍微。。膚受血而温。。無血以澹滲皮膚。。故惡寒而復利。。其幸而不轉入陰者。。似亡血之便宜。。其短陽明之氣者。。正亡血之大憾也。。則不必爲霍亂立方。。當爲亂後之陽明立方。。庶亂象纔有底止耳。。四逆加人參湯主之句。。詳註方後。。元御復利改作復和非

四逆加人參湯方

即於四逆湯方内加人參一兩。

本方比諸通脈四逆加人參。。等分略輕耳。。四逆方下云强人可大附子一枚。。乾薑三兩。。是二方名異而實同。。

彼方主利止脈不出。。本方主利止亡血。。利止同。。對於脈與血又似異。。不知少陰脈必藉胃氣纔至於手太陰。。胃者地氣也。。四逆厚培地氣。。加參則稟地中之生氣而行。。能出脈自能生血。。中焦取汁化赤爲血。。所以入脈也。。脈資始於腎之動氣。。資生於胃之穀氣。。陽明爲經氣所從出。。少陰爲脈先天氣所從出。。脈氣流經。。二而一者也。。二方皆爲利止善其後。。彼方針對少陰脈。。脈出則在體之脈俱出。。脈微反不惡寒者愈。。本方針對陽明血。。血不亡則在體之血俱不亡。。脈微惡寒而亦愈。。彼條不以加參命方者。。人參或加或不加。。本方則在所必加耳。。

霍亂。頭痛。發熱。身疼痛。熱多欲飲水者。五苓散主之。寒多不用水者。理中丸主之。

同是霍亂。又多具頭痛發熱身疼三證矣。異在無惡寒。知熱不在毫毛而在腠理。看似屬少陽。少陽外主腠理也。得毋從三焦亂出腠理耶。非也。邪亂腠理。必與少陽相搏。仍有寒熱。惟少陽不敢與邪爭。遂脫離三焦。逃亡而出。是發熱正少陽之末路。其頭痛身疼者。先被亂邪打擊使然耳。故腠理則但熱無寒。乃少陽鬱極而發之熱。非亂邪化熱也。三焦反有寒有熱。亦非亂邪之寒。亂邪之熱。乃上焦不能降。其狀熱。下焦不能升。其狀寒。緣少陽之火本。隨水道爲升沉

○○水上逆而火不下○○并於陽則熱○○火熱水亦熱也○○水下凝而火不上○○并於陰則寒○○水寒火亦寒也○○水熱非不寒○○特熱多於寒○○則飲水正用水○○無妨與之水○○欲引水下行○○而後水精四布也○○火寒非不熱○○特寒多於熱○○卽飲水亦不用水○○無取與之水○○恐水不上歸○○不能水出高原也○○欲飲水者主五苓○○通調上逆之水而爲泉○○不用水者主理中○○通調下凝之水而爲雨○○五數居中○○五苓與理中同義也○○中位乎五○○理中與五苓同工也○○中焦治則上下治○○毋庸屬少陽○○三焦治則中土治○○無異屬陽明也○○假令頭痛三證不具又何若○○不具三證○○是少陽歸於無何有之鄉○○入陰尤可慮也○○要以霍

亂爲主病。。餘證不必悉具。。特書曰霍亂。。正補行四五日以前之主方也。。五苓無加減。。理中有加減。。方及加減法詳註於後。。

理中丸方

人參　甘草炙　白朮　乾薑各三兩

右四味。擣篩爲末。蜜和丸如雞子黃大。以沸湯數合。和丸研碎。温服之。日三服。夜二服。腹中未熱。益至三四丸。然不及湯。湯法以四物依兩數切。用水八升。煑取三升。去滓。温服一升。日三服。附加減法。

若臍上築者。腎氣動也。去朮加桂四兩。

吐多者。去朮加生薑叁兩。

下多者。還用朮。悸者。加茯苓二兩。

渴欲得水者。加朮足前成四兩半。

腹中痛者。加人參足前成四兩半。

寒者。加乾薑足前成四兩半。

腹滿者。去朮加附子一枚。服湯後如食頃。飲熱粥一升許。微自温。勿發揭衣被。

理者亂之對。理而後治。故不名治中名理中。獨是理中者理中焦。與上下焦何涉耶。本證非心下痞鞕也。痞鞕與理中則利益甚。不能升下焦以通上焦故也。本證則五苓理中交相爲用。熱多者降之。降上焦之陽則益其下。五苓止吐且止利也。寒多者升之。升下焦之陽則益其上。理中止利且止吐也。何以霍亂篇不行白通眞武耶。二方非中央藥。天傾西北主白通。水漲西北主眞武也。惟四逆主中央以及四旁。可以代行理中耳。要其針對亂中以立方。則以理中爲最的。四味等分各三兩。力量欲其平。沸湯和爲丸。氣味取其合服後以腹熱爲度者。下焦之陽已升。與辛甘諸藥俱化耳。乃易丸爲湯。則主湯不主丸。存丸之名者。取圓轉中氣之義也。然不及湯之蕩平亂邪也。丸妙湯亦妙加減法尤妙。若臍上築者。非高築也。築訓擣。如擣物狀。形容其動也。築在臍上。或疑其脾氣動。孰意其腎氣動乎。少陽屬腎。坎腎之少陽不升。故腎氣代之而動。加桂不加附者。取温升坎中之陽。非欲蟄封坎中之陽也。去朮則不閉其胃關。放行桂枝從下關入腎也。吐多者何以亦去朮耶。取上焦與下焦相順接。令生薑從上以降下也。下多則中土陷。還用朮而不加生薑。猶乎吐多加生薑去朮耳。悸者加茯苓。必未霍亂以前有水氣。苓所以佐朮也。何以寒多又渴耶。渴欲飲水。非五苓證耶。霍亂之五苓證無渴字。亂邪親上。非下焦虛有寒也。理中證雖不用水。却渴欲得水者。無異少陰之下焦虛有寒也。加朮足前成四两半。厚培中土。則下焦之津液存。何渴之有。腹中痛者加芍耶。。抑加附耶。。彼非腹中太陰痛。。乃中焦痛。。臟痛非臟痛。。加參柔和其中氣。。便柔和其痛。。寒者又何如。。寒家生寒。。寒狀益多。。以三兩乾薑爲未足。。加成四兩半。。不是過也。。寒家不渴故也。。腹滿胡不去草耶。。甘草乃稼穡之本味。。萬無可去。。特腹氣散亂。。則脾不轉輸。。反無附朮之餘地。。寧去朮加附。。收囘腹氣爲先着。。豈非即四逆加人參湯耶。。彼方人參祇一兩。。人參聽命於四逆。。本方附子雖一枚。。附子仍聽命於理中。。藥味同而方旨不同也。。服後如桂枝法將息。。取微自温。。非取微似汗。。戒勿發揭衣被。。得毋中外兼顧耶。。蓋欲其屬陽明也。。陽明外主肌肉。。必微自温而陽明之愈兆始著也。豈徒爲頭痛三證立方哉。

吐利止。而身痛不休者。當消息和解其外。宜桂枝湯小和之。

吐利未止則理中。吐利止則理外尤亟矣。以內亂已而外亂未已故也。獨是外亂之中。不亂太陽而亂太陽之經血。無頭痛發熱惡寒三證。則不屬太陽可知。惟一身乃太陽所統轄。痛則顯見寒氣客於經。素問謂寒氣稽留。炅氣從上。則脈充大而氣血亂。故痛不可按者此也。曰身痛不休。經氣環周不休者也。無如寒氣多於血。則不休處正是痛處。所謂痛者寒氣多也。長沙不立理外之方。當然有理外之法。殆解外卽理外矣乎未也。太陽病外證未解。則解外宜桂枝。是大用桂枝則大效。一解無不解也。若欲解外而不得。毋寧解其外。太陽熱結膀胱。當先解其外是也。彼條不明言宜桂枝者。嫌小用桂枝耳。小用則小效。以其僅和解其外。非純然解外也。然則置身痛不休於不顧耶。正惟太陽外證本無身痛不休字樣。身痛不休又祇涉外證不解之範圍。不涉其外不解之範圍。似無取乎桂枝。不知無桂枝證之病形。而有桂枝證之消息。消息維何。太陽主開。解外固開。解其外亦開。就令半解半未解。儘可消息其未解。卒歸於解也。此不理外之理外者也。蓋有陽明在。陽明經盡。則太陽經盡。陽明胃脈。可爲桂枝之後盾也。對於現在之消息無牴觸。對於未來之消息無反抗。桂枝可以自豪矣。特不盡桂枝解外之長。未免小用桂枝。故不曰以桂枝湯解之。曰宜桂枝湯小和之云爾。

吐利。汗出。發熱。惡寒。四肢拘急。手足厥冷者。四逆湯主之。

本條諸證又駭人矣。吐利發熱惡寒。上文所已言者也。汗出與四肢拘急。手足厥冷。上文所未言者也。上文多頭痛身疼二證。本條又無頭痛身疼也。上文腑亂經亦亂則明甚。得毋本條腑亂臟亦亂耶。非也。上文轉入陰祇有必利二字。無汗出諸證也。曷爲吐利且汗出耶。反逼陽經必汗出。反動陽經則發熱。反撲陽經則惡寒。獨非束縛太陽。故頭不痛。身不疼也。徵諸四肢拘急。則邪亂四肢矣。陽經走四肢之陽。陰經走四肢之陰。陰經拘牽陽經。烏乎不急。陰經弛長。陽經縮短。陰進陽退。則手足厥冷。與少陰厥陰厥冷不同論也。少厥之厥是陰臟厥。本證非臟厥。乃陽明厥也。素問陽明厥逆連臟則死。連經則生。設霍亂轉入陰證。是謂連臟。上文已明言轉入陰者不可治矣。腑亂不容臟亂故也。且少陰下利有嘔吐。無汗出。厥陰下利有汗出。無嘔吐。何嘗有如是之雜亂乎。正惟胃腑直接亂。陰經間接亂。陽經又間接之間接亂。而後亂證悉具也。。其太陽尚有自治之能力者。。無頭痛身疼耳。。其幸非連臟者。。多半具太陽證耳。。本條與上條之比較。。連陽經而不及陰經。。亂猶淺。。亂陰經而兼及陽經。。亂轉深。。連陽經者順。。連陰經者逆也。。四逆湯主之。。胃家之亂源在中州。。討中州之亂。。討及其四肢手足之亂。。薑附爲大有功。。收回太陽之陽。。令與陽明之陽。。兩陽相得。。又以甘草爲和會也。。若法理中丸修內政以遏亂萌。。本證無此暇日矣。。

既吐且利。。小便復利。。而大汗出。。下利清穀。。內寒外熱。。脈微欲絕者。。四逆湯主之。。

首句既字且字有輕重。。謂其一路吐。。兩路利也。。既合水穀而吐。復分水穀而利。後部利其穀。前部利其水。故曰小便復利。胃腑之亂未平。膀胱腑之亂又起也。膀胱存津液者也。受三焦之水。會合坎腎之泉。爲汗溺留無盡藏者也。乃小便不已而大汗出。豈同陽明病發汗利小便。則胃中乾燥。不更衣大便難已哉。勢必利益甚而至於淸穀也。蓋地氣亂升而後吐亂汗亦亂。天氣亂降而後大便亂小便亦亂。天氣屬陽而主外。地氣屬陰而主內。地氣亂則濁陰俱亂。陰并則寒。其內亂寒。天氣亂則淸陽俱亂。陽并則熱。其外亂熱。此洪荒以前之亂象。無稼穡以實其中。尙得謂之平土乎。夫使但吐利而汗溺無變遷。則氣化從出之原未斷。猶有膀胱之津液。涵濡其太陽。表陽與裏陰有交會。脈微則有之。何至欲絕乎。陽微陰亦微。故曰脈微。陽不續陰。陰不續陽。故曰欲絕也。雖然。脈微欲絕。遠勝於脈微欲厥也。素問謂少陰不至者厥。脫令霍亂脈厥。是連臟厥。轉入陰者不可治也。即令脈不厥而手足厥。仍是入陰。以少陰下利清穀手足厥逆。就如厥陰下利清穀。亦手足厥冷故也。何以上條手足厥冷又可治耶。四肢拘急則亂在四肢而不在內臟。以臟陰下利又無四肢拘急故也。何以本證獨不厥耶。上條之厥。厥在陰經亂則陽經不前。少陰厥陰之厥。厥在陰臟寒則諸陽不前。本證陰陽立於絕對兩平之地位。。無所謂之前不前。。猶乎陽明下利清穀。。表熱裏寒兩相稱。。則不厥也。。特陽明下利清穀祇脈浮而遲。。不具吐汗小便復利三證者何耶。。表裏未亂故也。。本證則表不成表。。表陽絕於外。。裏不成裏。。裏陰絕於內矣。。何以小便復利始謂之下利清穀耶。。少陰清穀無小便利三字。。陽明厥陰清穀亦無小便利三字也。。葢水穀合亂則半下水。。半下穀。。無所謂清穀。。水穀分亂。。則水雖未清。。其穀必清也。。陽明清穀無小便利者。。陽明病胃水先竭也。。少厥清穀無小便利者。。少厥利用寒水以清穀也。。要皆有下利清穀之明徵。。惟四逆湯爲中與。。四逆湯主之。。正治寒。。反治熱。。逆治汗吐利。。從治小便利也。。三味中邊俱到。。對於陽明則裏治表亦治。。對於少厥則裏治外亦治。。對於本證則内治外亦治也。。

吐已。。下斷。。汗出而厥。。四肢拘急。。不解。。脈微欲絕者。。通脈四逆加猪膽汁湯主之。。

不曰吐止曰吐已。。不曰下止曰下斷。。吐下止庸有復吐復下之時。。曰已曰斷。。了却吐下矣。。吐下了而亂未了。。則未已未斷之亂綫。。不在吐下而在不吐不下也。。汗亦亂也。。厥亦亂也。。設或厥而汗出。。猶謂陰經亂反逼陽經。。故因厥致汗也。。乃汗出而厥。。顯見陽經亂折入陰經。。是因汗致厥也。。宜其四肢拘急。。陰經拘牽陽經。。則陽氣疾忙而急。。特四肢者諸陽之本也。。散緩之亂邪。不敵急激之陽氣。吐可已。一汗一厥獨不可已乎。下可斷。一汗一厥獨不可斷乎。則內亂從外解者有之。書不解。危哉其不解也。危在亂邪有得寸入尺之機也。緣邪亂陰經而後厥。經厥轉臟厥。間不容髮。陰脈從足走腹。從臟走手故也。况其吐已下斷。亂邪不還入中州可知。又無發熱惡寒。亂邪不轉出陽經可知。是無屬陽明之望。而有轉入陰之憂矣。又况脈微欲絕。尤爲過渡亂邪之捷徑乎。內經謂邪入於陰經。則其臟氣實。邪氣入而不能容。故還之於腑。蓋指脈氣未絕者言耳。若霍亂後脈微。胃氣固微。臟氣亦微。胃絕其臟者半。臟絕其胃者亦半也。正惟脈絕而後亂邪有間可乘。。轉予邪以絲連之路也。。能免連臟以死乎。。是又與脈微欲厥同論。。非通脈四逆不爲功。。少陰病脈厥猶可治。。本證則當預防其脈厥矣。。何以上文僅主四逆湯耶。。上兩條一則手足厥冷無脈絕。。一則脈微欲絕無厥冷。。且非吐已下斷。。正腑病連經之時。。非經病連臟之候。。故厚集其藥力於中州也。。四逆湯與通脈四逆之比較。。兩半乾薑則草爲君。。守中之力餘於達外。。三兩乾薑則薑爲君。。達外之力餘於守中也。。四逆由中以及旁。。通脈則由胃脈通經脈。。由經脈通腎脈。。脈生於胃而始於腎。。交通趺陽少陰。。故曰通脈也。。雖然。。邪不入陰而藥力則入陰。。倘藥力未到。。而邪氣先竄勢必以少陰爲逋逃藪。是驅邪入陰者通脈四逆湯也。加猪膽汁湯主之。神乎神乎。本湯加減法具在。何嘗有加猪膽汁乎。人尿取給於三焦。以人尿通調其水道。膽與三焦同氣化。以膽汁滌蕩其三焦。且膽爲中正之官。十一經皆取決於膽。膽氣並能折服陰經之亂邪也。人尿和令相得。胆汁人尿皆腑中之資料。後納則二味先行。令亂邪先受膽尿之氣從腑解。緣霍亂乃少陽腑亂。故縱亂邪之出路者以此。杜絕亂邪之去路者亦以此也。又與白通加猪膽汁湯反比例。彼方引眞陽以歸坎腎。無膽亦可用。本方恐亂邪之入坎腎。未有曰無膽亦可用也。

吐利。。發汗。。脈平。。小煩者愈。。以新虛不勝穀氣故也。。

本條看似霍亂病發汗始愈也。。胡不早立發汗之方耶。。上三條爲汗出之故。。方且行四逆之不暇。。焉有吐利而可發汗乎哉。。服五苓庸或汗出愈。。服桂枝亦微似有汗者益佳。。要非以發汗爲快也。。服理中雖勿發揭衣被。。亦令微自溫耳。。何嘗溫覆取汗乎。。吾謂吐利證若以他藥發其汗。。汗出無功而有過。。未嘗以他藥發其汗。。汗出無過亦無功也。。不發汗而儼然發汗者。。對上文汗出而言。。上文三條之汗。。無勃發之勢。。本條之汗。。有勃發之勢也。。觀其發汗脈平。。平者治之稱。。亂象已平故脈平。。必胃脈平而後十二經脈俱平。。顯見不關藥力發汗。乃脈氣發汗。脈氣平復。則辟易其邪。濈然發汗而解也。陽明者胃脈也。陽明法多汗。此霍亂屬陽明之正軌者也。何以又小煩耶。汗者心之液。心爲脈之長。小耗其汗。便小耗其脈。即小耗其心。求過於供則煩矣。畢竟小煩而亦愈。汗生於穀。能食者愈。惟水穀之悍氣能發汗。非藥力所能逮。發汗者穀氣。脈平者穀氣。小煩者亦穀氣。以新虛則水穀之孰腐稍遲。而濁氣之歸心轉疾。髣髴食難用飽。飽則微煩者然。此胃虛不勝穀氣。故隨脈平隨發汗也。亦心虛不勝胃中之穀氣。故隨發汗隨小煩也。然則損穀又何如。彼非不能消穀也。不能勝穀耳。亦非熱甚而強食之。

有所遺也。今日不勝穀。異日則勝穀矣。人以穀氣爲本。新虛當然求救於食。上文能食過之。且一日當愈。視不能食者何啻霄壤乎。蓋霍亂與傷寒熱病不同論。吐利以穀氣爲生命。人絶水穀者死。脈無胃氣者亦死。故本篇祇問其屬陽明不屬陽明。不必較量其過食不過食。玩不勝穀氣四字。詞若憾而心實喜也。喜其吐利尚有發汗之餘地也。

讀過傷寒論卷十六霍亂篇豁解終

張仲景傷寒論原文

讀過傷寒論卷十七

新會陳伯壇英畦著
男 萬駒
受業 鄧義琴 林清珊 仝校

陰陽易差後勞復篇

傷寒。。陰陽易之爲病。。其人身體重。。少氣。。少腹裏急。。或引陰中拘攣。。熱上衝胸。。頭重不欲舉。。眼中生花。。膝脛拘急者。。燒裩散主之。。

本條註家讀作男女易之爲病也。。原文則曰陰陽易之爲病。。註家謂女病差後傳不病之男。。男病差後傳不病之女。。何以冠首不曰病差後乎。。且病既差矣。。男以何病傳女。。女以何病傳男乎。。即傳亦不過毫末之餘病。。何至發生種種劇證乎。。夫使男女果能交易其病。。則男替女病。。女替男病者。。所在多有。。但能乞靈於燒裩散。。則兩病俱失。。何妨以易病爲嘗試。。以遂其愛情作用之私乎。。如是則當書男女易差後病。。否則書男女易傷寒病。。不應以傷寒二字冠首也。。書傷寒。。明明男傷寒與女無涉。。女傷寒與男無涉。。明明先傷寒而後易病。。非易病而後傷寒。。書陰陽易之爲病。。明明太陽病易爲少陰病。。非指少陰病易爲太陽病。。太陽篇傷寒二字不勝書。。少陰篇無傷寒二字。。少陰病三字又不勝書。。冠傷寒不冠少陰。。陽病易爲陰可知。。以男女交媾。。少陰用事故也。。設得少陰病。。則但欲寐之不暇。。何暇縱慾乎。。惟傷寒一日。。太陽受之不爲意。。率意入房。。則牽引太陽之病易少陰。於是假少陰之部分。病太陽之傷寒。卽本太陽病不解入少陰。猶乎本太陽病入少陽。本太陽病屬陽明屬太陰也。本條不隸少陰篇者。少陰病無太少易位之例。其易也。非陰陽之自易。乃其人易之也。書其人身體重。其人傷寒則其人病重。其人不傷寒則其人無病重。非病者輕而不病者反重也。不曰身重曰身體重。太陽病沉至骨髓矣。曰少氣。太陽壓抑膂間之動氣。則氣海之氣呼應不靈。入氣固少。出氣亦少。寒則氣收。勞則氣耗也。曰少腹裏急。少腹之裏爲太衝。太衝之地。名曰少陰。太陽不能脫離太衝之地。還出膀胱。則裏急。因裏急而致拘攣。寒氣客於兩腎。或引陰中拘攣。前陰宗筋之所聚。內連腎臟。諸寒收引。皆屬於腎也。因寒氣趨下。則太陽之標熱衝上。熱上衝胸而不能發熱於外。陽似浮而不浮也。頭乃太陽之一大部分。太陽之脈不走頭。不能提舉其頭。故頭重不欲舉。足太陽之脈起目內眥。手少陰之脈繫目系。以少陰之脈。亂太陽之脈。則目內紛如飛絮。而眼中生花。陰氣起於足五指。集於膝下而聚於膝上。陰氣勝則膝上寒。從膝至脛。乃足骨之最强者。亦拘牽而急。此皆入房以後之遺形。諸證爲太陽篇少陰篇所無。而爲其人所獨有。伊亦可憐矣。雖然。男女交歡。有如是之可畏哉。粵俗向有夾色傷寒之臆說。動以苦寒生草藥戕命無算。對於本證。則茫然不知所云。吾姑如其說以破若人之惑。假令爲伉儷者立防閑。與其警告之曰愼勿夾色傷寒。毋寧警告之曰愼勿傷寒夾色。蓋夾色得傷寒。則太陽方受病。而房事已畢。斷無陰陽易病之理。作太陽病治可也。惟傷寒再夾色。是將太陽病印入情慾之中。安得不陰陽易位乎。間有因入房而六日死者。乃太少兩感證。入房固死。不入房亦死。然亦百不遇一也。其餘死於生草藥者十之九。不能卸過於閨房之事也。長沙特爲帶病入房者戒。而以穢褻之物相饋餉。殆有人道之理存焉也。燒裩散主之句。詳註方後。

燒裩散方

右取婦人中裩近隱處。剪燒灰。以水和服方寸匕。日三服。小便卽利。陰頭微腫則愈。婦人病取男子裩當燒灰。

婦人中裩近隱處。。乃男女媾精之遺。。受陰中氤氳之氣者也。。男病必取諸女者。。非因其病得自婦人。。還以婦人之裩。。治婦人傳來之病也。。男病婦不病。。故以無病之婦之裩。。治有病之男也。。剪燒灰以散在陰之邪。。尤爲法外之法。。緣太陽藏入少陰之中。。太陽之表證。。藏入少陰之裏證中。。從少陰以解太陽之表。。必動少陰之汗。。舍太陽而治少陰之裏。。必護太陽之邪。。太陽篇解表不一方○○未有立少陰裏面之太陽方也○○少陰篇治裏不一方○○未有立太陽在裏之少陰方也○○欲太陽復還其本位○○祇有利小便之一途○○腎主二便○○且腎與膀胱相表裏也○○似宜借用豬苓湯○○太陽無行豬苓之例也○○否則權用五苓散○○少陰無行五苓之例也○○惟中裩則通膀胱之消息者半○○通坎腎之消息者亦半○○灰之以導濁邪之出路○○孰有切近於隱處之布幅乎○○何以不與人尿和令相得○○但以水和服方寸七耶○○膽汁和人尿○○非徒欲其利少便也○○取人尿與腎精分道而行○○特以尿蟄封其腎也○○人尿無利小便明文○○惟水無有不下○○領腎邪以出膀胱○○故曰小便卽利也○○何以陰頭微腫耶○○入房太

甚。宗筋弛縱。被濁邪相薄。則微腫矣。却與心水病陰腫者不同。此乃解散太少之結氣。從陰頭出。正爲愈兆。若婦人病愈。亦隱處微腫可知。緣婦病取男裩當燒灰故也。男與婦爲匹耦。對針隱處出其方。補傷寒所未具之證。補傷寒所未備之方也。

大病差後。勞復者。枳實梔子豉湯主之。若有宿食者。加大黃如博碁子大五六枚。

傷寒何者是大病。得毋身大寒。身大熱。與乎大汗大吐大下耶。非也。大寒大熱。衹可謂之偏病。大汗大吐大下。衹可謂之劇病。皆非大病也。能服大湯者爲大病。或得大靑龍證。或得大柴胡證。或得大陷胸大承氣證○○纔是大病○○他如小青龍證○○小柴胡小建中證○○小陷胸小承氣證○○病之小者也○○其餘介於大小病之間○○則概謂之傷寒○○至於大積大聚○○大傷大奪○○又雜病中之大病○○不涉傷寒之問題○○書大病○○强人傷寒之稱○○氣盛血亦盛○○形出其大病也○○曰差後○○大有任勞之能力○○何至復病乎○○非謂其復感於邪也○○謂其復還本病也○○無復傷寒之消息○○却有大病之病形○○其原因全在於勞○○勞動之事不一端○○非必關於女勞○○非必不關於女勞○○總而言之曰勞復○○不同得病之小者○○雖勞未必復○○雜病之大者○○不勞而亦復也○○何以前此之大病已去○○後此之大病復來耶○○此亦陰陽易之爲病○○變

陰陽之本相。易傷寒之假相也。上條陰陽易其位。太陽易爲少陰。本條陰陽易其氣。正氣易爲邪氣也。蓋耐勞者陰陽。耐病者亦陰陽。苟耐勞與耐病無間斷。必勞形與病形相髣髴。則無論其復得大青龍證大柴胡證與否。復得大陷胸證大承氣證與否。不能沿用前法矣。大抵大病後胃氣未和其陰陽。且有依稀之邪。稽留中土。而後故態復萌。在習慣勞動者往往不及檢也。治之奈何。祇有更新陰陽之法。枳實梔子豉湯主之。若有宿食者。是爲食復。經謂食肉則復。多食則遺是也。要皆陰陽不能稟胃氣而行。故病狀與勞復無稍異。但枳實一味不能去宿食。加大黃如博棊子大五六枚。斯餘邪隨宿食而去矣。方旨詳註於後。

枳實梔子豉湯方

枳實三個炙　梔子十四個擘　香豉一升綿裹

右三味。以清漿水七升。空煮。取四升。納枳實梔子。煮取二升。下豉。更煮五六沸。去滓。温分再服。覆令微似汗。

大病能差。其陰陽猶存在可知。特飽受寒邪之激刺。不免有混濁之氣。籠罩其清陽。如俗塵之未撲。寒氣生濁故也。一習勞而病形如故者。皆陰陽苦濁使然耳。陰陽生於二腎。從坎腎中一洗其舊染之污。令清陽脫穎而出者。其惟梔子豉乎。太陽陽明厥陰皆用之。

首以發汗吐下後爲主方。。其餘針對下後大下後下利後立方。。二味無非爲過去之病善其後。。其消息於陰陽離合之間。。令相得而不相失者。。具有更新陰陽之妙蘊也。。但不因勞復行梔豉。。則梔豉證具。。今因勞復行梔豉。。而梔豉證不具。。此又從梔豉證方法之外。。另着手眼也。。兼枳實者何。。蓋表裏和當然無勞復。。必有餘邪中梗其裏氣。。胃氣不足供陰陽之差遣。。於是乎勞復。。是裏和尤要於表和。。故以枳實去餘邪之阻力。。本方又君枳實而不君梔豉。。不同梔子厚樸湯。。枳實不並提也。。觀其以清漿水七升空煮。。清者濁之對。。取遠濁之義。。淘米水爲粥。。粥之最稀而無物者。。取其行使胃氣之快捷也。。覆令微似汗。。則汗出表和。。諸藥克竟全功矣。。

若有宿食者。。在陽明則主大承氣。。惟大病後難保不攻

之在前。。究與大承氣有牴觸。。且餘邪已衰。。不能煆煉

宿食爲燥屎。。度亦如博碁子大五六枚之宿食而已。。如

其數以加大黃。。兼除食物之阻力。。以盡梔子豉之長。。

而一切補虛治勞之品。。皆吐棄而不用。。可悟長沙之治

法。。萬舉萬當矣。。

傷寒差已後。。更發熱者。。小柴胡湯主之。。脈浮者。。以汗

解之。。脈沉實者。。以下解之。。

傷寒苟非誤治。。差則差矣。。既差之後。。表已解矣。。乃

不曰差後曰差已後。。已者止也。。殆一了而未盡了之詞

也。前此之病形已了。當然不復病。後此之病形未了。雖非復病如前狀。既有前狀。更有後狀也。蓋已未發熱者傷寒也。已發熱云者。非謂寒邪未傷。先已發熱也。未發熱云者。非謂寒邪已差。尚未發熱也。謂傷寒不離乎發熱。儘有或已或未之熱。流露於必惡寒之中也。陽浮者熱自發。發於陽之中風固發熱。發於陰之傷寒。亦無熱而發熱。發於陰必解於陽。未有陰無陽助而邪自解者也。若更發熱而非復發熱。是前此未嘗發熱可知。顯見傷寒之表證不悉具。其差也。傷寒作過去論也。其已也。發於陰之邪不戀陰。非發於陽之邪又乘陽。將太陽之陰陽截爲兩橛也。比諸傷寒五六日中風。。始終有寒熱爲聯貫者。。却又不同。。此亦陰陽易之爲病。。足太陽之陰病。。易爲手太陽之陽病。。不啻以太陽之標陽。。替太陽之本陰病也。。非眞寒邪已解者也。。其所以易病之原因。。無非陰進而陽退。。陰靜變爲動。。陽動變爲靜。。寒邪轉放鬆其陰。。而直撲其陽。。於是又陰靜而陽動。。故向不發熱更發熱也。。發熱明明太陽證。。看似無太陽柴胡證。。以其非往來寒熱也。。不知病在陽則熱。。在陰則寒。。寒熱各伸其勢力。。觸動少陽之樞機。。而後有往來寒熱。。病既不在陰而在陽。。宜其無寒而有熱。。要其發熱之不早。。反爲寒邪所蔑視。。正賴柴胡以轉動其陽。。是亦非柴胡證之柴胡證也。。

小柴胡湯主之。卽太陽篇先與小柴之例。斯寒邪之外向與内向。可立判也。脈浮者。陽浮邪亦浮。汗之則愈。脈浮病在表。發汗宜麻黃。脈浮爲在外。解外宜桂枝。特無惡寒之表證。麻黃不中與。無汗出之外證。桂枝又似不中與也。畢竟病在陽。宜以汗解之。無取麻黃之發汗。仍取桂枝之解外也。解者和之之義也。脈沉實者。陽浮邪不浮。沉爲在裏。實爲内實。下之則愈。脈實宜下之。有大承氣湯在。未解亦下之。有大柴胡湯在。特太陽證未罷。大承氣不中與。柴胡證不具。大柴胡又似不中與也。畢竟柴胡湯服已。以法治之。無取大承氣之下法無解法。仍取大柴胡之下

法有解法也。。下解之亦和之之義也。。陰陽自和者必自
愈故也。。
大病差後。。從腰以下有水氣者。。牡蠣澤瀉散主之。。
六經獨太陽陽明足以當大病。。他經不能當也。。太陽走
一身之表。。外部之最大勢力者太陽也。。陽明居中土。。
内部之最大勢力者陽明也。。故雖大病不盡屬諸陽。。差
後無不解于陽。。不離乎曾得大青龍證大柴胡證大陷胸
證大承氣證者近是。。即未經服大青龍等方。。或病勢衰
而自愈。。而有大氣旁礴之體質。。能任受大青龍等方者
近是也。。夫身半以上屬陽。。身半以下屬陰。。有腰以爲
之界者也。。病在陽則與腰下無涉。。病在陰而解于陽。。

仍與腰下無涉。胡爲腰以下有水氣耶。豈非後此之病

。尤大于前此之病耶。其水非從下逆上也。亦非上下

溢于皮膚。不能辨其從下而上。抑從上而下也。乃從

腰以下。陽界之水。從腰間以下陰界。順流而下故曰

從。此亦陰陽易之爲病。陽病本非水。特移易其病後

之水。過付乎陰。陰本無水病。轉易病陽部之水。替

代其陽。水氣作陽氣觀可也。獨是諸水皆生於腎。腎

聚水而從其類。保無一勺之陰水。夾雜陽水耶。不知

大青龍證病。當然無少陰證。大柴胡證病。當然不得

爲少陰。大陷胸證病。胸中與腰腎。有上部下部之殊

。大承氣證病。胃家與腰腎。有關外關内之別。就令

少陰三大承氣證。。亦少陰不治取陽明。。萬無戕及腰腎也。。大抵陽氣盛於上。。則陰氣退於下。。凡大病必坎水過於蟄藏。。失盛水之効用。。腎不盛水。。故肺不積水。。於是飲入之水。。其本不屬諸腎者。。其末不屬諸肺。。水精僅受氣於陽。。而不受氣於陰。。是爲陽水。。陽水不循水道而行。。繞折背膂。。流注腰下。。是陽水壅遏其陰水。。與太陽篇水氣不同論。。太陽病陽水居陽位者也。。與少陰篇水氣不同論。。少陰病陰水居陰位者也。。且與金匱水氣不同論。。金匱陽水陰水彌漫於上下四旁。。一則曰腰以下腫。。再則曰腰以上腫。。未有曰從腰以下有水氣也。。證異治亦異。。牡蠣澤瀉散主之。。殆從大病後討出消息者歟。。方旨詳註於後。。

牡蠣澤瀉散方

牡蠣　澤瀉　括蔞根　蜀漆洗去腥　葶藶熬　商陸根熬　海藻洗去鹹以上各等分

右七味。異擣。下篩爲散。更入臼中治之。白飲和服方寸匕。小便利。止後服。日三。

牡蠣界水濱而生。。劃清上下游之界線者牡蠣也。。是物之泛應不窮。。大抵以守護陽界爲最力。。君牡蠣者。。非取其防堵腰下之水也。。水從上而下者。。必令其從下而上。。上歸於肺。。而後水道通調。。水出高原。。從無出於下隰也。。得牡蠣以擘其流。。而後水勢不復從高而低落也。佐澤瀉者何。澤瀉生於水而出乎水。本草稱其能行水上。亦下者上之之義。合牡蠣以翻動其水。大有急流勇退之力也。雖然。水從下而上其勢逆。水逆則脾不能爲胃行其津液。故水逆無不渴。又佐括蔞根守中以止渴。不飲水庶不致水上加水也。蜀漆又作何用。蜀漆宣心陽者也。力排心宫之障碍物。無論火邪寒邪。皆能辟易之。况水逆尤與心陽有莫大牴觸乎。洗去腥者。避其湧吐耳。妙有葶藶在。葶藶能瀉肺也。凡水必受氣於肺。然後下輸膀胱者也。本草稱其通利水道。能通水故能利水也。獨是其水爲腰以下之水。必壅閉小便之孔道可知。倘水氣還入於肺。而溢於皮膚。將奈何。又有商陸根在。商陸能疏鑿去水之孔道者也。足爲葶藶之助力。特恐疏之過激。則水氣愈强。惟有海藻之柔軟。蕩漾其水。斯水氣懦弱。且海藻從海底浮泛於海面。又爲澤瀉之助力。洗去鹹者。避其沉墜耳。七味各有專長。故等分異擣爲散。合力以盡散水之長。故更入臼中治之。曰小便利止後服。盡服則戕及陰水矣。本湯純爲陽水易入陰位立方。苟非遇大病差後之人。勿援金匱腰以下腫當利小便之例。濫予嘗試也。

大病差後。喜唾。久不了了者。胃上有寒。當以丸藥溫之。宜理中丸。

同是大病差。異在差後而唾。尤異在喜唾。一若不唾則不適者然。夫偶然喜唾亦尋常。久而久之則生厭矣。況其唾之不已而不了了者。胡爲大病能了。病情之最小者反不能了耶。謂非有寒不信也。獨是腎液化爲唾。其唾顯從腎臟而來。夫非腎中有寒哉。少陰篇腎寒之屬不勝書。大率吐利爲居多。何嘗有喜唾二字乎。假令寒邪稽留腎臟。尙得謂之大病差乎。陽氣充分方足以當大病。方足以差大病。斷無發生臟寒之理。得毋胃中有寒耶。腎爲胃之關。安知非因胃寒之故。引動腎液而唾耶。陽明篇胃寒之屬不勝書。大率以不能食爲前提。何嘗有喜唾二字乎。假令大病後不能食尚得謂之差乎。斷言之曰胃上有寒。胃中不寒可知。胃中不寒必能食。穀氣充旺。能抵禦胃上之寒。寒氣不越中焦一步。故食穀不嘔。與水不噦。但唾而已。雖然。胃之上脘。與腎家何涉。彼腎液從何由下脘而中脘而上脘。頻頻出其唾耶。此亦陰陽易之爲病。胃脘之陽不受寒。將胃上之寒。移入腎中。坎中之陽不受寒。將腎中之寒。還諸胃上。交易一番。其唾出焉。蓋入胃者穀也。穀氣沾染胃上之寒氣。是水穀之精。猶帶寒意也。穀生於精。腎臟又存水穀之精。以水穀之精之寒輸入腎。宜其爲腎臟所吐棄也。不喜寒。故喜唾。經兩番轉折。變易寒意而爲唾。宜其寒不

了了。故唾不了了也。寒者溫之。溫腎可乎。溫其下
則遺其上。且反動爲唾也。然則溫胃上乎。溫其上又
遺其下。喜唾必如故也。惟溫中則上溫下亦溫。以理
中爲最宜。霍亂丸不及湯。本證又湯不及丸。霍亂是
中州病。微嫌丸之緩。本證中州不病。正取丸之緩。
以丸藥溫蒸胃上之寒。並消息胃關所從出之唾。治法
固當。丸又適宜。亦惟能當大病之人。收效尤捷耳。

傷寒解後。虛羸少氣。氣逆欲吐者。竹葉石膏湯主之。

書傷寒解後。便宜其傷寒矣。度非治不如法。無汗吐
下之逆施。始從容而解也。然使實行解表法。則病解
必晏然無事。當然曰已解。不必曰解後也。後者尚有

遺憾之詞也。殆即上文差已後者歟。差已則太陽病證尚在。故更發熱。解後則太陽病證不在。故無更發熱。胡爲太陽證罷。有此虛羸少氣之怪狀乎。噫嘻其虛也。經謂虛則少氣。虛家病後者非耶。彼非陰陽俱虛。氣血俱虛也。乃因羸覺其虛。羸者瘦也。寒傷形者類是。屬過去之寒者也。有氣變爲少。少者不多也。熱傷氣者類是。有現在之熱者也。欲知其寒熱之變。當審其陰陽之變。陽化氣。陰成形故也。則解病時之陰陽爲何若。解病後之陰陽又何若。須亟亟以求之矣。傷寒發於陰也。例當解於陽。顧同是解也。以陽助陰。是和解之解。其後無恙也。以陽伐陰。是解散之解。其後有恙也。陽伐陰則窮追其邪。勢必驅邪入陰。是太陽病方解。少陰又得病。此亦陰陽易之爲病。故少氣與首條相髣髴也。素問謂之陽氣內伐。內伐則熱舍於腎。其證骨枯髓虛。足不任身。非虛羸乎。又曰陰氣虛則陽氣入。陽氣入則胃不和。胃不和則精氣竭。非少氣乎。其寒邪所以入陰而化熱者。重寒則熱故也。熱化所以少氣者。火鬱之發。民病少氣故也。愈少氣愈虛羸。氣傷形也。愈虛羸愈少氣。形傷氣也。夫坎中生陽之氣。何等順遂。奈何其氣逆欲吐。則駭人處不獨在氣少。尤在氣逆。吾謂逆而氣少。其逆必不大。少而氣逆。其氣非真少。氣與邪爭則逆矣。

氣勝其邪則欲吐矣。不離乎諸逆衝上。皆屬於火也。熱在地下。火之稱也。此之謂陰陽易位。更虛更實。更逆更從。實者氣入。虛者氣出。更虛爲實。故氣爲其少而不爲其多。逆則邪上。從則邪下。更從爲逆。故邪爲其熱而不爲其寒。與首條有異同者。彼條太陽病不解。寒邪未脫化爲熱。本條太陽病已解。寒邪醞釀成熱也。彼證男女互爲治。陰陽之道也。本證少陰不治取陽明。亦陰病治以陽也。竹葉石膏湯主之句。詳註方後。

竹葉石膏湯方

竹葉二把 石膏一斤 半夏半升洗 麥門冬一升 人參

三兩　甘草二兩炙　粳米半升

右七味。以水一斗。煮取六升。去滓。納粳米煮。米熟湯成。去米。溫服一升。日三服。

竹葉石膏破空而下。。熱邪掃蕩無遺矣。。特對於本證之內容。。腎間之動氣已逆。。對於本證之表面。。衞外之陽氣亦虛。。設二味與太陽少陰有牴觸。。將奈何。。彼非太陽無存在也。。乃少陰掩却太陽。。太陽追逐餘邪以入腎。。陽入之陰則靜。。如在山陰道中。。有遂陽之嘆也。。假令虛羸多氣又何若。。少氣而不虛羸又何若。。形虛氣虛者其常。。氣實形實者其常。。反此者病。。經謂形氣相得。。謂之可治。。形氣相失。。謂之難治。。又曰形盛脈細。。

少氣不足以息者危。形瘦脈大。胸中多氣者死。焉有形氣相反之病。而可乞靈於竹葉石膏乎。假令熱上衝胸又何若。其熱不掩。其寒已著。必太陽之標熱。與少陰之本熱。爲寒邪所格拒。而後呈露其熱。重熱則寒也。竹葉石膏尤不中與也。惟熱邪有鬱而未發之端倪。正氣隱然有拒邪之狀態。方可以石膏洞開其扃。竹葉一掃而空之也。佐半夏者何。降逆下氣者半夏也。安正氣之逆。便制邪氣之逆。令熱邪隨石膏而出腠理也。佐麥門冬者何。麥冬一本橫生。根顆連絡。通陰絡陽絡者也。本草稱其主羸瘦短氣。本方取其治虛羸少氣。從陰道引領陽氣以達外者麥冬也。且有人參以補生氣之原。陰陽二氣一而二。亦二而一。少陰用以出陰脈。本證用以出陽氣。無二揆也。且有甘草培中土之氣。形受味於甘。氣取精於甘。甘草之爲用不勝窮。本證得之則氣生形。形歸氣矣。甘草已具稼穡之本味。加以粳米。尤食入於陰者長氣於陽。後納則穀氣先行。養臟氣者米。布陽氣者亦米。斯竹葉石膏之所之。無顧忌也。夫本方殿傷寒諸方之末者也。素問謂熱病者皆傷寒之類。又曰人之傷於寒也。則爲熱病。故立本證以結傷寒。又曰陽明者十二經脈之長也。故本方獨取陽明。以滋養臟氣爲結束。大抵陽道清肅之令行。陰道自有廣寒之樂。寒者還其寒。陰陽從

出之大原始治也○○緣六經皆本始於在天之寒○○在地之水○○明乎天一生水之原理○○始可與論長沙之方旨也○○

病人脈已解○○而日暮微煩○○以病新差人○○强與穀○○脾胃氣尚弱○○不能消穀○○故令微煩○○損穀則愈○○

穀盛氣盛之人○○傷寒自有傷寒之形證○○夫誰目之爲病人○○惟穀虛氣虛者○○不獨具傷寒之病形○○且具其人之病形○○虛邪與虛形○○兩虛相得○○則渾言之曰病人而已○○曰脈已解○○言外則曰證未解也○○何以脈解證未解耶○○病人陽氣徐徐而漸復○○必俟日中陽氣隆而始解○○其脈先解者○○行其經盡則陰陽俱不受邪○○脈合陰陽○○故欲解先形諸脈○○假如脈不浮而微緩者○○即未解亦作已

解論也。特解時有從寅至辰從巳至未之分。不當其時則未解矣。未解當然煩。太陽大柴胡證微煩爲未解。柴胡桂枝乾薑證心煩爲未解。不離乎不解而煩也。又曰欲自解者。必當先煩乃有汗而解。是得汗而後煩除病解也明甚。何以平旦不煩。而日暮微煩耶。大卒半日許復煩耳。即解仍更發汗。況未以汗解乎。獨是病人裏虛血少。恐犯發汗之戒。假令尺中遲者不可發汗。尺中微者不可發汗。汗生於穀。益穀則汗生。取汗莫如取償於穀。何所顧忌而不與穀耶。彼非病未差也。亦非差已後發熱脈浮。尚須汗解也。以病新差人。不必急急以求汗也。稍緩須臾。從容與穀。猶未爲晚何居乎強與穀以窒其欲解之機乎。申言之曰脾胃氣尚弱。不能消穀。穀不腐則氣不濁。濁氣歸心纔不煩。穀氣薰心則煩矣。殆卽如陽明病欲作穀疸之飽則微煩。本有宿食之煩仍不解者歟。又非也。日暮始微煩。比諸穀疸之煩有間也。非日暮便不煩。比諸宿食之煩有間也。日暮陽氣已虛。氣門乃閉。陰道之邪。欲出陽道。與脈神相逆。故內應於心而微煩。此亦陰陽易之爲病。陽邪未解。流散於陰。陰不受邪。還諸於陽。故於陽盡陰旺之時。拒邪不納。所謂暮而收拒者此也。拒之不去。烏乎不煩。皆由脾胃之穀氣不熟。不能散精於肝而淫精於脈。陰道虛則邪氣入而姑爲之容。。却隱忍而不相容。。故令微煩也。。曰損穀則愈。。弱家損穀便是益穀。。損穀而後脾爲胃行其津液。。而灌於四旁。。津液自和。。便自汗出愈。。何須以汗解乎。。

讀過傷寒論卷十七陰陽易差後勞復篇豁解終

讀過傷寒論卷十八

新會陳伯壇英畦著
男萬駒
受業鄧義琴 林清珊 仝校

痙濕暍篇豁解

傷寒所致。太陽痙濕暍三種。宜應分別。以爲與傷寒相似。故此見之。

本條看似叔和語氣。以末二句微露兩可之詞。一若於此見之也可。即不於此見之亦無不可。無怪脩園謂自辨太陽脈證至勞復止。皆仲景原文。對於本篇。明明疑叔和增入矣。細玩傷寒所致四字。吾謂本篇如出叔和之手。仲景必有來告叔和之靈。如非出叔和之手。則仲景之原文如日月。吾又不必爲叔和辯也。大哉太陽。廣哉傷寒。太陽篇病不勝數。尚有三種病屬太陽之範圍乎。今夫熱病者皆傷寒之類。卽不止熱病亦傷寒之類可知。又曰凡病傷寒而成温病者。先夏至日爲温病。後夏至日爲暑病。熱論已推廣言之矣。蓋六氣之中。獨風氣能直接中人。風生萬物而害萬物。太陽莫若之何也。故金匱中風與傷寒中風無涉。傷寒自有傷寒之中風。金匱自有金匱之中風也。其餘燥濕暍三氣。則不敢明犯太陽。必挾寒氣而至。緣燥濕熱與太陽不同氣。又莫如太陽何也。太陽周一身之表。彌滿天地之四表者亦太陽。太陽之上。寒氣治之。爲燥濕熱三氣之導線者寒氣也。特書曰傷寒所致。入寇全在傷寒。太陽纔有痓濕暍三種病。種種見證在下文。大抵燥氣之病名曰痓。濕氣之病名曰濕。熱氣之病名曰暍也。曰宜應分別。恐不知分別者十之九。曰以爲與傷寒相似。又忖度醫者之心理而言。以爲其似傷寒而注意在傷寒。必視太陽爲重要。以爲其似傷寒而不注意在傷寒。必置太陽於不問。曰故此見之。知者見之謂之傷寒。不知者見之謂之似傷寒而非傷寒。傷寒且不見。遑見太陽哉。

太陽病。發熱。無汗。反惡寒者。名曰剛痓。

書太陽病。病寒氣者半。病燥氣者亦半也。似宜太陽病寒。陽明病燥。何以不曰太陽陽明兩病耶。太陽篇項强如柔痙狀者有矣。陽明篇無痙字也。屬陽明則燥氣當其中。見證在胃而不在背。不屬陽明則燥氣繫於表。見證在背而不在胃。太陽被寒兼被燥故也。燥爲寒掩。殆寒在太陽署之表。燥在太陽署之裏者歟。特燥金與太陽不同氣。燥必與燥爲緣。且與濕爲緣。以燥合濕。其燥益烈。經謂諸痙項强。皆屬於濕。濕從燥化也。赫曦之紀。其病痙。又燥從火化也。欲偵知其燥氣所在地。其繫在手太陰肺乎。肺本燥金而化濕。背部乃手太陰與足太陽之所合。燥氣挾手太陰之合力。以反折太陽。於是乎痙病。太陽爲肺氣所操縱。無非爲燥氣所操縱。其操也則爲剛痙。不肯放鬆太陽也。其縱也則爲柔痓。略肯放鬆太陽也。宜其太陽傷寒證具。而燥證不具。書發熱。燥氣反撲太陽之標陽則發熱。書無汗。燥氣束縛太陽之本陰則無汗。書反惡寒。寒從燥化。當然反惡熱不惡寒。寒不從燥化。反留寒氣而不去。故反惡寒。一若太陽不知燥氣之可惡。反知寒邪之可惡也者。是手太陰不獨牽掣太陽。並牽掣太陽之寒。其勁不鬆。名曰剛痓。設非寒邪爲燥氣之導線。何至於痓乎。傷寒所致者此其一。

太陽病。發熱。汗出。不惡寒者。名曰柔痓。

同是太陽病。同是發熱。異在汗出。太陽署之裏雖合。太陽署之表則開。故汗出也。又異在不惡寒。太陽署之裏證雖未解。太陽署之表證則已解。故不惡寒也。何以表證不在。其痓如故耶。手太陰之原動力太甚。足太陽之反動力太甚。合力與開力相持已久。則牽掣如故。反折如故耳。特合力稍懈。而開力亦紓。於是汗出不惡寒。寒去而燥氣不與之俱去也。況愈汗出。則津液愈傷。而燥氣愈亢乎。名曰柔痓。看似比剛痓爲略輕。豈知剛有剛之害。柔有柔之害。其剛痓也。燥氣與寒氣相勁敵。經謂之剛與剛。陽氣破散。精氣乃消亡。太陽太陰。兩敗俱傷也。其柔痓也。燥氣與寒氣不勁敵。經謂之淖則剛柔不和。經氣乃絕。淖訓綽。淖約若處子。懦弱之稱也。陽經與陰經兩絕者也。剛痙其形陽。柔痙其形陰。經謂肺移熱於腎。傳爲柔痙。腎者至陰也。盛水者也。肺腎之水竭。故燥化爲熱也。熱者寒之變。緣燥氣挾寒氣而來。無異挾熱氣而來故也。傷寒所致又其一。

太陽病。發熱。脈沉而細者。名曰痓。

太陽病發熱。陽浮矣乎。陽浮當脈浮。浮爲陽。浮而數亦陽脈。若無太陽之病脈。僅具太陽之病證。雖發熱亦不得謂之陽浮。乃手太陽經反折而拘出。足太陽經反折而拘入。標陽拘出故發熱。本陰拘入故不惡寒。剛痙反惡寒者其偶耳。書發熱。正太息其見陽不見陰。奈何脈沉而細。脈法謂裏有病者脈當沉而細。豈所論於表有病乎。。太陽與少陰相表裏。。顯然以太陽之病證。。得少陰之病脈。。少陰反發熱則脈沉。。少陰無論發熱不發熱其脈細。。陽病見陰脈者死。。故金匱本條有爲難治三字。。難治與死脈之相去。。間不容髮也。。本條闕末句者。。非謂其易治也。。金匱立治法。。故以難治告人。。本篇不立治法。。不欲以難治駭人也。。且欲人即脈以定證。。名其脈曰痓脈。。乃痓病使之然。。非少陰病使之然也。。其所以脈不對證者。。少陰脈循背裏行。。太陽脈循背面行。。絡手太陽者手少陰也。。絡足太陽者足少陰也。。太陽脈折而沉於裏。。少陰脈必折而浮於面。。故既見太陽之沉象。。復見少陰之細象。。所謂肺移熱於腎

○○傳爲柔痙者此也○○畢竟足太陽被其害○○傷寒首重在太陽○○其易治難治○○繫乎太陽之盛衰○○陽氣轉則脈轉也○○

太陽病○○發汗太多○○因致痙○○

本條語氣○○明明歸咎在發汗○○夫痙病果因汗多所致○○設遇太陽病在表○○誰敢竟行汗劑耶○○太陽篇汗後流弊不勝書○○獨瘡家發汗則痙耳○○此外無致痙之條也○○況金匱立括蔞桂枝湯以主痙○○立葛根湯以主欲作剛痙○○明是以汗解其痙乎○○痙病無禁汗明文○○特發汗太多○○必汗不如法○○斷非如括蔞桂枝之微汗○○如葛根之取微似汗可知○○亦不止發汗一次又可知○○豈徒不能預防其

痙。是速痙之道也。蓋對於太陽表面之寒。發汗則不寒。對於太陽裏面之燥。發汗則愈燥。燥氣正利用太陽之多汗。而牽掣其太陽。緣太陽之開力。不敵燥金之合力故也。因汗多則表氣不和。太陽無津液以自衞。必爲燥氣所操縱。烏得不致痙乎。金匱本條末段引風病致痙瘡家致痙爲陪客。一則下之則痙。一則汗出則痙。風爲百病之始。其性善行。容易致痙。瘡爲刀斧所傷。其血已亡。亦易變痙。此不過誤下誤汗所致。非因發汗太多所致。亦非可發汗之傷寒所致。本篇專爲傷寒之變態立證。非徒爲痙病立證。故與金匱有異同也。且瘡家數句。見上太陽篇。尤無複衍之必要耳。

病。身熱足寒。頸項强急。惡寒。時頭熱面赤。目脈赤。獨頭面搖。卒口噤。背反張者。痓病也。

書病字。明明太陽病。却不類太陽病也。上文冠太陽字。恐人不知其爲太陽病。本條不冠太陽字。恐人泥看其爲太陽病也。病在陽。宜乎其身熱。發於陰。宜乎其足寒。特寒熱和則身漸漸不熱。足漸漸不寒。苟身熱如故。足寒如故。頭不痛而獨項强。不獨項强連頸强。不獨頸項强而且急。縮短太陽之病形。劇烈在項而波及於頸。頸項以下。全爲寒氣所掩。則惡寒。獨不能掩其頭面。頭時而熱。面時而赤。頭項是太陽勢力之範圍。頸面是陽明勢力之範圍。燥氣直撲太陽故頭熱。直撲陽明故面赤。非燥氣發現於頭面也。乃固結其燥於經脈之中。則目脈赤。目者宗脈之所聚。太陽脈又起於目內眥。脈赤非面赤之比。無時不赤。故不曰時目脈赤也。曰獨頭面搖。太陽之枝葉搖而根本不搖。連累陽明之枝葉搖。亦根本不搖。搖者其燥不搖者其濕。以燥氣之高亢。合濕氣之板重。而後斷梗其項下而不搖。經謂諸痙項强。皆屬於濕者此也脾爲濕土。肺從濕化。肺氣合則濕土合。脾開竅於口。肺喉合其口。故口噤。噤者不言之狀。肺氣不能代達其心聲。故卒然噤口而不言也。曰背反張。背在肺之後。肺在背之前。燥氣挾肺氣之合力。反折其背。故反張。曰痙病也。語語形容畢肖者也。金匱條下推言發汗之弊。曰寒濕相得。其表益虛。蓋濕與寒合而後燥化爲實。表虛乃裏實之互詞也。曰發其汗已。其脈如蛇。形容寒濕之互結。如蛇盤狀。形容燥氣之上亢。如蛇首狀。其餘仲聖言之而未盡者。可合而參也。金匱又立括蔞桂枝三方。大抵痙病之最輕者宜括蔞桂枝。欲作剛痙宜葛根。若痙病已劇。無論剛痙柔痙。可與大承氣。蓋肺合大腸。肺實腸必實。大承氣主燥氣化實者也。凡大承氣證無渴字。痙病條下亦無渴字。且無下利二字。儘可借用陽明之治法也。三方究非傷寒之正法。本篇不明示其方者。微嫌喧賓奪主耳。

太陽病。關節疼痛而煩。脈沉而細者。此名濕痹。濕痹之候。其人小便不利。大便反快。但當利其小便。

濕病亦太陽病耶。假令太陽不受濕。則太陰直受濕矣。何貴乎有太陽以衞外乎。書太陽病。太陽不獨病濕。犯寒兼犯濕。不獨犯寒濕。兼犯風寒濕。蓋濕非寒不至。寒濕相得。而後二氣俱集於太陽。濕無風不動。風濕相搏。而後三氣俱集於太陽。素問謂風寒濕三氣雜至。合而爲痹者此也。雖有風勝寒勝濕勝之分。要皆三氣一路入寇太陽者也。濕勝則由太陽之經脈而流於關節。經脈所以行氣血而榮陰陽。濡筋骨而利關節。苟機關骨節之交。爲濕氣所攔截。則經血所過之處。必與寒氣相觸而疼痛。經謂有寒故痛也。濕勝寒亦勝者也。脈神所過之處。必與寒濕相逆而煩。經謂心之合脈也。寒濕勝而脈負者也。脈合陰陽。太陽必爲濕氣所沉墜。而陷於關節之中。則脈沉。無氣血以榮之。則沉而細。此豈痹脈如是耶。脈濇曰痹。未有沉細曰痹也。曰此名濕痹。濕痹之脈不盡如此。太陽濕痹則如此也。經謂寒氣勝爲痛痹。濕氣勝爲着痹。痛痹着痹證具。而行痹不具。其風不勝可知。經謂風氣勝者其人易已。本證不易已又可知。申言之曰濕痹之候。其濕不欲與寒水爲緣。欲與濕土爲緣。痙病之情。卽其候也。其人小便不利。趨勢不在太陽之腑。大便反快。趨勢轉在太陰之臟也。嚴限之曰但當利其小便。不當下其大便。令濕從太陽之寒解。勿令濕從太陰之濕解也。下文濕家下之小便利者死。下利不止者亦死。既下之後。恐無利小便之餘地也。

濕家之爲病。一身盡疼。發熱。身色如似熏黃。

書濕家。殆不雜寒氣風氣矣乎。非也。無寒不能引導其濕。無風不能流行其濕。雖曰濕家之爲病。尚有依稀之寒。依稀之風也。然則非太陽病耶。太陽總統六經。必以太陽爲受病之門。不冠太陽病者。濕氣掩却太陽耳。觀其一身盡疼。束縛太陽爲何若。顯見一重濕。內有一重寒。痛者寒氣多。與濕病相益。令太陽無一隙之開。而後一身盡疼。何以不疼煩耶。太陽非被壓至骨。尚有發熱之餘地。陽浮者熱自發。發熱是太陽之反動力。故疼而不煩。特太陽之標熱。可以拒同氣之寒。不能拒不同氣之濕。陽勝則熱。寒從熱化。寒欲去矣。濕不從熱化。濕仍在也。濕熱互掩。其色呈焉。面色雖無恙。而身色則黃。以其濕傷於下。非霧傷於上也。熱色蒸浮其濕色。故狀類烟熏之黃。黃家所得。從濕得之者此也。曰如似熏黃。熏黃不過隱約可辨。究非發黃之比。仍屬陽氣少而陰氣多。濕乃陰邪。太陽不能以熱爭也。

濕家。其人但頭汗出。背强。欲得被覆向火。若下之早則噦。胸滿。小便不利。舌上如胎者。以丹田有熱。胸中有寒。渴欲得水。而不能飲。則口燥煩也。

同是濕家。異在其人有其人之病形。曰但頭汗出。頭有太陽之標陽在。如之何其别處無汗。而頭但汗乎。逢濕甚則汗出。經謂陽氣少。陰氣盛。兩氣相感。故汗出而濡。顯見寒濕二氣。逆轉其太陽。而後頭汗出。蓋濕氣其標陰。寒氣其標陽。濕氣之標陰撲其頭則有汗。寒氣之標陽不犯其頭則不痛耳。此與濕土司天無以異。濕土之標氣向上也。與寒水在泉無以異。寒水之標氣向下也。不獨寒氣爲然。其人手太陽。亦隨寒氣之標而墜下。其人足太陽。亦隨寒氣之本而逆上。推倒太陽者寒爲之。實濕爲之也。觀其背强而頭項不强。足太陽則牽掣於背。手太陽已脫離頭項矣。反折太陽則背反張。倒折太陽則背强。强而不張。都屬於濕者非歟。曰欲得被覆向火。明是惡濕不惡寒。無陽氣以衛其表。借助於被以護其表。無陽氣以曝其濕。求救於火以烘其濕。緣其濕氣布滿在表。寒氣則沒收入裏故也。夫中土爲萬物所歸。大有容邪之餘地。寒邪因轉屬陽明者庸有之。久之得可下之證者庸有之。若誤認表虛爲裏實之反證。以爲濕淫所勝。民病飲積。。或因大便難而下之。。下之早則胃中虛冷而㘅。。以下藥之寒。。加入胸中之寒則胸滿。。中土無辜而受伐。。胃虛脾亦虛。。脾不能爲胃行其津液。。則氣化不行而小便不利。。轉令太陽本無之濕。。不能從小便而去。。太陰固有之濕。。直從大便而亡。。太陰之濕土薄弱。。不能不藉陽明之燥氣爲保障。。於是形諸於舌。。足太陰脈連舌本散舌下。。假令舌上胎者。。猶謂其髣髴陽明胃中空虛之舌。。舌上白胎者。。猶謂其髣髴陽明胃氣未和之舌。。尚有正式之燥。。以維繫太陰也。。無如誤下之後。。燥氣散亂。。舌上祇有無形之燥。。覺有無形之胎。。無胎如有胎。。一若有燥氣籠罩其上者。。太陰不能爲太陽之內助矣。。警告之曰以丹田有熱。。胸中有寒。。丹田當小腹之中。。膀胱居其後。。足太陽脈所從出。。胸中乃諸陽之路。。項背居其後。。全個太陽脈所交通。。曰丹田有熱。。寒邪之標氣變爲有熱。。可知手太陽淪落於膀胱。。邪并於陽則熱故也。。曰胸中有寒。。寒邪之本氣變爲有寒。。可知足太陽桎梏在背脊。。邪并於陰則寒故也。。曰渴欲得水。。其身外欲引火以溫濕。。其身內欲引水以淸熱。。何用情之相反若是乎。。無非中央無濕。。而四旁有濕。。故雖渴而不能飲。。蓋飲入於胃。。游溢精氣。。上輸於脾。。脾氣散精者。。皆濕土之德政。。泛應不窮者也。。無眞濕安得有眞燥。。其燥也。。不過乾燥之燥。。脾開竅於口。。

是口燥極而煩。。非舌上燥而渴也。。必口不燥而後土氣復。。土氣復而後胃氣和。。胃氣和而後陽氣轉。。長沙不立方。。誤下者何辭以對濕家乎。。元御胎字改脂字非。。

濕家。。下之。。額上汗出。。微喘。。小便利者死。。若下利不止者亦死。。

本條長沙未免故入人罪矣。。謂濕家無下法則可。。何至誤下有兩死無一生耶。。謂死於下利不止則可。。何至小便利反速其死耶。。上文明明但當利其小便。。胡忽以小便利爲不祥耶。。上條下之早則小便不利。。可知下之不早而後小便利。。何至於死耶。。但頭汗出下之且不死。。况額汗尚非布滿其頭耶。。噦與胸滿且不死。。况微喘而不噦不滿耶。夫使關節疼痛。或一身盡疼。或背强頭痛。猶謂太陽病證不罷。下之爲逆也。乃除濕病以外無餘證。小便不利必發黃。就令誤下其大便。倘幸利其小便也。太陽篇復利不止者。當利其小便。是小便利正所以止利。卽小便利而反下利。不過醫以丸藥下之。非其治耳。未嘗死也。若以湯下之。又從無小便利也。更未聞死於小便利也。陽明篇攻之利遂不止者死。獨彼證可爲本證之陪客。彼條曰利止者愈。未嘗到底利不止也。若以額汗爲死證。三陽合病下之則額上生汗。手足逆冷而已。未至於死也。若以微喘爲死證。太陽病下之微喘。表未解而已。無所謂死也。然則死不死乃濕家之幸不幸。謂其死於下。毋寧謂其死於濕也。長沙正謂其死於濕。非死於寒濕。非死於風濕。假令寒氣仍在。風氣仍在。則病在陽者濕亦陽。緣陽受風氣與寒氣。陰受濕氣故也。苟濕氣盛而沒收其寒。沒收其風。勢必沒收其太陽。以濕氣之陰。覆蓋太陽之上。而後無太陽疼痛諸見證。其無太陽證處。直不啻埋其人於黃土之中也。人受天地之中以生。生於土而死亦歸於土。設非下之。則居中之濕土未敗。身外之濕氣不能侵。一旦下虛其固有之濕。則陽明無中氣。額上汗出爲陽明絕。陽明之脉交額中也。太陰無本氣。微喘爲手足太陰絕。地氣微。故天氣喘也

○○小便利者豈徒土不制水已哉○○埋其人於黃泉之下○○祇見地下之泉○○而不見地中之土也○○假外濕以塡內濕○○烏乎不死○○若下利不止者○○無非濕家及泉之候○○前部如黃泉狀固死○○後部如黃泉狀亦死也○○立兩死證爲誤下者戒○○明乎濕家之所以死○○而後知濕家之所以不死也○○

問曰○○風濕相搏○○一身盡疼痛○○法當汗出而解○○值天陰雨不止○○醫云此可發汗○○汗之不愈者何也○○答曰○○發其汗○○汗大出者○○但風氣去○○濕氣在○○是故不愈也○○若治風濕者○○發其汗○○但微微似欲汗出者○○風濕俱去也○○

擧風濕爲問答○○難明在相搏二字○○風可以吹蕩其濕○○

濕不可以翕聚其風。。風能搏濕耳。。濕亦能搏風耶。。蓋有寒氣在。。寒氣留風亦留濕。。令風濕相搏不解也。。觀其一身盡疼痛。。有寒故痛。。無寒安得有痛乎。。言風濕不言寒濕者。。風氣勝也。。風性浮動。。法當汗出而解。。解風便解濕。。所謂風氣勝者其人易已也。。設在天氣亢旱之時。。陽令行則陰氣收。。庸或解陽邪之汗。。不能解陰邪之汗。。若值天陰雨不止。。正濕家容易得汗。。所謂陽氣少。。陰氣盛。。兩氣相感。。故汗出而濡者此也。。醫云可發汗。。乘機發汗。。烏乎不可。。乃汗之不愈。。此其所以不容已於問也。。答曰發其汗則可。。令汗大出則不可。。如水流漓。。病必不除。。勿謂其風濕俱不除。。尚有更發汗之餘地也。。風氣爲汗藥所驅逐。。濕氣又從而勝之。。適令風氣隨大汗而去。。濕氣反藉陰雨之天。。以助其陰。。而濕愈淫。。就令寒氣仍在。。寒濕相得。。其表益虛。。亦無更發汗之餘地。。是因大發汗之故而不愈。。非因被濕之故不愈也。。脫令下之。。長沙又爲濕家鳴冤矣。。示其準曰若治風濕者。。治風兼治濕。。毋但治風。。治濕兼治風。。毋但治濕。。金匱成方具在。。非竟行發汗。。特利用其汗以去邪。。故不發汗而以法發其汗。。但微微似欲汗出者。。不象風家之大汗而浮。。亦不象濕家之多汗而濡。。庶幾風溼俱去也。。不然。。但風氣去而溼氣在。。可爲溼家長太息者也。。

溼家病。。身上疼痛。。發熱。。面黃而喘。。頭痛。。鼻塞而煩。。其脈大。。自能飲食。。腹中和。。無病。。病在頭中寒溼。。故鼻塞。。納藥鼻中則愈。。

書溼家病。。胡爲多一病字耶。。何以不冠太陽病耶。。太陽不爲溼氣寒氣所束縛。。太陽不受病。。溼氣反爲寒氣所轉移。。故曰溼家病。。溼邪傷下。。寒邪覩上。。寒邪提高其溼。。故身上疼痛。。而非一身盡疼痛。。設太陽無拒邪之勢力。。則寒溼二氣。。又推倒太陽矣。。書發熱。。陽浮者熱自發。。熱力辟易其寒。。並辟易其溼。。不爲身色之熏黃而面黃。。寒溼反撲陽明之部分。。溼與燥相薄則黃在面。。寒與燥相持故黃而喘。。特太陽之脈走頭。。不免被寒邪之激刺。故頭痛。陽明之脈挾鼻。不免爲痙邪所壅閉。故鼻塞。頭痛不關太陽之怫鬱。頭痛不煩。鼻塞則關於陽明之怫鬱。故鼻塞而煩。看似太陽不受邪而陽明受邪。幸在其脈大。陽明大伸其勢力以自固。陽明自有陽明之能飲食。絕不與寒痙爲緣。又顯見陽明不受邪。庸或太陰受邪。以太陰本氣痙。且恐其臟有寒故也。若腹中和便是太陰和。亦無容邪之餘地。太陰無病者也。陽明亦無病也。卽太陽亦無病。總以無病二字括之也。曰病在頭。非病在太陽也。假令太陽中寒痙。則一身盡寒痙。假令太陽中寒不中痙。祇有頭痛無鼻塞。假令太陽中濕不中寒。固無鼻塞。。亦無頭痛。。就令頭中寒。。則寒上頭。。未必塞其鼻。。頭中溼。。即溼入鼻。。斷無痛其頭。。惟頭中寒溼。。頭之空隙最多。。寒溼爲太陽所不容。。轉爲頭之空隙所容。。故不獨頭痛證具。。且鼻塞證具也。。治頭恐遺其鼻。。治鼻必及其頭。。納藥鼻中則愈。。果以何藥納之耶。。不離乎覆取微汗之太陽藥。。金匱首立麻黃加朮湯。。曰可與麻黃加朮湯。。發其汗爲宜。。宜於彼。。亦宜於此。。宜於湯。。亦宜於藥。。太陽受邪。。宜厚取湯中之氣味。。宣通其太陽。。太陽不受邪。。宜薄取藥中之氣味。。宣通其寒濕。。不獨本證適宜。。上文苟未經誤下誤汗之溼家。。胥以麻黃加朮爲主方。。發其汗爲宜五字。。可味亦可師也

病者。一身盡疼。發熱。日晡所劇者。此名風濕。此病傷於汗出當風。或久傷取冷所致也

書病者。謂其不病於病。病於個人之釀成其病也。明明風溼不能侵。反惹出一身盡疼。與溼家無以異。幸太陽尚有拒邪之勢力。發熱而身色不熏黃。是熱勝而溼負。且日晡所劇。加以劇烈之熱。以排擠其溼。是又陽明與太陽合力拒邪者也。溼家本無日晡所劇。以溼氣勝則陽明之燥化不前故也。必陰氣少陽氣多。戰勝其陰而始劇。乃身疼如故者又何耶。曰此名風溼。與風溼同論者其名。與風溼不同論者其實也。此由病

者製造其風淫。春蠶自縛。卽此之類也。此病非關寒邪爲導線。假令病者不爲風淫之媒。雜氣無門而入。若汗出則氣門已開。當風以吹蕩其衞外之陽。雖和暢之風。亦肆其勁氣。蓋八方之風皆虛風。苟淫爲政則風爲令。風來便是淫來。病者方樂受其傷而不覺。不傷於寒。轉傷於無情之風。無形之淫也。然猶謂有風可當而後當。不能作無風爲有風也。卽當風而非汗出人因風氣而生長。當之無傷也。惟最易製造者莫如寒。不必冬傷於寒也。冷水冷物。皆寒氣所孕。取冷則傷冷亦久。傷冷便傷無形之寒。無形之淫。凡冷氣必含有寒淫相得之氣在其中者也。亦作傷寒所致論也。

特受病微則主治亦從輕。。金匱有麻黃杏仁薏苡甘草湯在。。浮以取之之義耳。。非治溼之通方也。。溼家以麻黃加朮爲宜。。金匱已鄭重言之也。。防已黃耆湯證又風氣勝。。非寒溼之通病。。故本篇不具論也。。桂枝附子證。。去桂加朮證。。甘草附子證。。已見於太陽篇。。愈見長沙之治溼。。仍以傷寒爲前提。。以太陽爲重要也。。

太陽中熱者。。暍是也。。其人汗出。。惡寒。。身熱而渴也。。

痓病太陽中燥。。不明言中燥者。。燥合溼而化實。。非明露其燥也。。溼病太陽中溼。。祇言頭中寒溼。。不明言太陽中溼者。。風寒溼三氣雜至。。非獨露其溼也。。本條特書太陽中熱。。得毋非傷寒耶。。非也。。寒熱互爲其標本熱者寒之標。寒者熱之標。明言中熱。即暗言傷寒。熱病者皆傷寒之類。先夏至日爲溫病。後夏至日爲暑病者傷寒也。暑病者暍也。暍字即暑字之替換字。亦即熱字之替換字。天上少陰之熱氣。逼出日中之暍氣者是也。何以少陰不中暍耶。是猶陽明不中燥。太陰不中溼。燥溼熱俱集矣於太陽。太陽總統六經。熱論謂巨陽者諸陽之屬也。陽主氣必陽受邪。故太陽中熱。與少陰無涉。苟非太陽傷寒。又從無中熱。彼日出而作。日入而息。勤勞於酷日之中者。舉目皆是。何嘗人人中熱乎。胡爲高堂廣厦之地。晦冥風雨之天。中熱者又比比乎。蓋藏過暍氣於寒氣之內。太陽受之而不覺也。傷寒病在表。表不解者固無汗。寒已化熱。無表證者亦無汗。太陽篇白虎加人參湯證是也。何以獨其人暍氣衝破其寒則汗出。是亦無表證者也。何以惡寒耶。太陽篇白虎加人參湯證背微惡寒。不過露一隙之寒耳。特汗出則寒氣散而不聚。當然不獨背惡寒。亦作微惡寒論也。何以不惡風耶。太陽篇白虎加人參湯證時時惡風。靜中之動者也。本證惡寒。動中之靜者也。假令汗出惡風。則陽氣過動。白虎又不中與矣。且風能却暑。暑病無風之可惡。亦非挾風而來。有風溼相搏證。無風暑相搏證。溼病可發汗者。以有風在。暍病戒發汗者。以無風在也。惡寒不發汗者。

治熱卽治寒故也。觀其身熱而非發熱。正動中之靜。陽中之陰。身熱而渴。已合寒熱爲一爐。宜金匱立白虎加人參湯。推廣太陽篇白虎加參之例也。夫發熱而渴不惡寒爲温病。過去之寒也。惡寒身熱而渴爲暑病。現在之熱也。二證遙遙相應。爲本論太陽病之陪客。卽內經先夏至日爲温病。後夏至日爲暑病之義耳。

太陽中暍者。身熱疼重。而脈微弱。此以夏月傷冷水。水行皮中所致也。

太陽不中暍則已。凡中暍非傷於在天之寒。卽傷於在地之水。冷水乃寒氣之遺也。獨是寒屬氣也。水屬質也。如其傷於寒。雖有傷寒之表證。可從無形解。寒從熱化便不寒。其表已解亦惡寒。可行白虎也。如其傷於水。雖無傷寒之表證。不能從無形解。水從熱化仍是水。其表不解因有水。不可與白虎也。金匱有瓜蒂湯在。用以匡白虎加參之不逮。非上條是陽暑。本條是陰暑也。暑無有不陽。却無有不陰。陽動之中略爲陰靜所掩。纔是中暍眞相。中熱有惡寒。無惡風者此也。何以本證不惡寒耶。因喜冷水而致病。當然不惡水氣之寒。且水領其熱。則熱合其水。水變冷爲熱則不惡寒。祇有重墜其身而已。書身熱。熱邪非不輕舉其身也。無如一身被水力所壓。則疼重。是水在皮中。熱在皮裏可知。皮裏乃經絡所組。熱傷經絡而脈微弱。是皮水不獨壓抑其身。並壓抑其脈。故不呈見暑熱之脈。而爲水熱之脈也。此病有此病之原因。以夏月傷冷水。與傷寒無以異。水行皮中。則熱行脈中。始則因熱致水。繼則因水致熱也。金匱主瓜蒂二十七個。以符十二經十五絡之數。蓋恐水行則熱行。浸淫於十二經十五絡也。甜瓜蒂長絡密。得天氣獨厚。爲開提肺氣之良品。長沙用以吐胸中之寒。本證用以排皮裏之熱。皮者肺之合。肺能積水。亦能布水。肺能朝脈。自能通脈。故一物瓜蒂而證脈兼顧。太陽自爾達外也。何以不曰傷於汗出當風耶。當風無直接受暑者。特當風可以避暑。而不可以避寒。直接傷寒。。仍間接中暑。。是亦風爲百病之始也。。

太陽中暍者。。發熱惡寒。。身重而疼痛。。其脈弦細芤遲。。小便已。。灑灑然毛聳。。手足逆冷。。小有勞。。身卽熱。。口開。。前板齒燥。。若發汗。。則惡寒甚。。加溫鍼。。則發熱甚。。數下之。。則淋甚。。

同是太陽中暍。。異在一面傷在天之寒。。一面傷在地之水。。具白虎證者半。。具瓜蔕證者半。。不悉具白虎瓜蔕證。。另具種種脈證者亦半也。。發熱惡寒。。非犯寒兼犯熱哉。。胡爲其八無汗出乎。。汗被水刼。。焉能出汗。。胡爲熱而不渴乎。。水冷其熱。。又宜乎其不渴也。。身重而疼痛。。非犯水兼犯熱哉。。胡爲脈不微弱乎。。寒脈弦。。

水脈細。寒氣收斂其冷水。故脈弦細。脈氣生熱則脈芤。脈氣被寒則脈遲。於是脈之皮膚爲弦爲細。脈之中心爲芤爲遲也。熱氣有遁形。寒氣冷水無遁形。冷水閉其毫毛。其應在膀胱。膀胱之氣化出而小便已。引動毫毛之水。則灑灑然毛聳。非冷逼其熱而何。寒氣實其四肢。其證在手足。四肢之陽氣縮而手足逆冷。遂令暍氣之熱。不盡燔灼其一身。非寒掩其熱而何。畢竟薄寒不足以勝熱。浴水不足以清熱。一旦陽氣用事而小有勞。身卽熱。此亦熱力之反動使之然。無如太陽已閉而不開。則熱無從解。轉覺其太陰之開。髣髴代太陽之開。則口開。脾開竅於口。蓋欲藉大塊之陰氣。吹噓其暑。令熱從口出也。於是送其熱於欄口之前板齒。熱傷齒中之津液則燥。燥即身熱而渴之端倪。白虎證不具之具。勿造次與白虎也。口開便是表不解。必無表證方可行白虎也。與瓜蒂合治之又何若。是亦瓜蒂證不具之具。與其合治。毋寧分治。與其先與白虎。毋寧先與瓜蒂。後與白虎。斯分治之中仍合治也。若另立治法。發汗則其表益虛。而惡寒甚。加溫鍼則其裏益熾。而發熱甚。數下之則前部不利。熱留膀胱而淋甚。惟進退白虎瓜蒂二方。庶與暑病無牴觸耳。舉三禁以垂戒。爲治中暑熱者下針砭。實爲治傷寒者下針砭也。誤汗誤鍼誤下。乃傷寒之大禁也。夫中暑與傷寒。不知者視如天淵之別。往往持地非北地時非冬令之臆說。以惑衆聽。其對於傷寒所致。太陽痓溼暍三種。豈未之前聞乎。全論以本條爲總結。熱論亦以暑病爲總結。熱論以勿止汗爲可啍。本條以汗下加鍼爲可啍。章法句法。務與熱論相吻合。以示其撰用素問之微意。長沙聖不自聖。其本原之學可師也。雖然。熱論不過醫學之萌芽耳。若枝葉蕃茂。庇蔭千載以下之病人者傷寒論也。苟人人知論內一訓一誡。不啻爲我病而設。日與其文字相周旋。則仲聖是我臨牀之神物。無論熱可也。寒可也。仲聖必應念而來。行將俯仰遇之也。

讀過傷寒論卷十八痓濕暍篇豁解終

讀過傷寒論卷十八

三

勘誤表

卷數	頁數	行數	字數	誤字	正字	本句
敘言	四	六	八	迴	迴	仲聖迴異乎後人
凡例	五	一	十六	皇	黃	黃帝內經十八篇
目錄	一	廿二	九	苓	芩	葛根黃芩黃連湯
目錄	三	十一	四	苓	芩	黃芩湯
目錄	三	十二	七	苓	芩	黃芩加半夏生薑湯
目錄	五	十五	第十字下漏		加	通脈四逆加猪膽汁湯
目錄	五	十九	二	裩	裩	燒裩散
目錄	五	二十	第三字下漏		子	枳實梔子豉湯

門徑	十三	七	十三	却	卻此餘倣	太陽虛故卻無汗
門徑	十九	十六	六	痺	痹此餘倣	咽中痛者其喉痹
門徑	二十九	八	七	京	驚	太陽至驚蟄厥陰風
門徑	三十一	廿二	十二	頑	頏	與外邪相頡頏
門徑	三十五	十七	七	少	小	手太陽與小腸爲一經
門徑	二十七	三	七	衂	衄此餘倣	如其服藥不解衄乃解
門徑	三十六	十三	六	而	面	上面中面下面
門徑	三十六	十九	十	煩	繁	證之狀態何其繁
讀法	六	十一	四	大	太	太陽行表中之表
一	二	十六	八	孜	體	體痛依陳氏本

一	十七	十四	十二	識	色	正教人物色葛根的真詮
一	三十八	十三	十九、二十	偶具	耦俱	耦俱無猜
三	二十七	四	十二	道	導	何暇傳導其變化乎
三	四十二	十二	十九	妨	防	非止防逾量也
三	四十三	十三	八	裏	裹	碎石膏加綿裹者
四	二十三	三	八	王	主	梔子豉湯主之
四	二十三	十一	十	令	合	香豉四合
四	二十三	十六	八	一	二	加甘草二兩
四	三十一	十六	一	甲	頰	頰上添毫
四	四十四	廿二	三	人	入	又打入心包作用

四	五十	三	四	聖	勝	引人入勝
五	三	一	十二	北	五	加五味子半升
五	三十	二	十二	候	候	非化物不存之候
五	四十五	三	十	渡	度	末易以金鍼度人也
五	四十五	十六	十八	饑	飢	腹中飢
五	四十六	八	五	饑	飢	腹中飢
六	五	五	十四	七	匕	別搗甘遂末一錢匕
六	九	九	十五、十六、十七字	分（分字宜刪）	匕	甘遂一錢匕
六	二十	七	十二	七	匕	以沸湯和一錢匕服
六	二十	十三	一	七	匕	沸湯和服一錢匕

六	二十	十七	五	七	匕	强人半錢匕
六	三十八	十八	十五	殆	迨	迨心下痞鞕滿
六	四十	十四	十五	七	匕	亦錢匕半錢匕之間
六	四十	十四	十六	七	匕	亦錢匕半錢匕之間
六	六十五	廿一	十七	七	匕	取一錢匕
六	六十九	四	十七	爲	惟	不寧惟是
六	八十六	二十	三	偶	耦	能無喪耦之懼乎
七	十七	十四	第六字下漏		與	始則邪與水共幷
八	十一	十六	十七	千	干	且干胃氣之和
八	二十七	八	二	汲	吸	梔豉能吸收散漫之陽以入陰

八	三十七	十	十三	糾	糾	互相糾纏
九	二十	三	二、三	液津	津液	亡津液
九	三十三	四	十一	斤	升	杏仁一升
九	三十六	十五	五	遲	弱	況脉弱而心下鞕乎
九	三十六	七	十九	瞭	瞭皆	不明瞭
九	三十六	八	五	瞭	瞭皆	必明瞭
九	四十二	十九	十七	掩	掩	表面之黃盡掩其熱
九	四十七	三	十二、十四	腕	脘	中脘下脘
九	四十七	五	五	隱	引	引而不發者
十	一	二十	一	口	曰	吾得而斷之曰

十	十三	七	一	人	入	入少陽
十一	一	六	一	大	太	太陰爲開
十一	十三	三	第十九字下漏		者	設當行大黄芍藥者
十二	六	十二	七	千	干	看似陰邪未肯干休
十二	十九	十一	頁邊	太	少	少陰篇豁解
十二	二十三	十	十三	人	入	經血必隨陰邪以入臟
十三	十二	二十	七	七	匕	納赤石脂方寸匕
十三	二十四	十九	二十	御	遇	長沙不欲詭遇桂枝
十三	二十七	十六	十二	陽	湯	更非湯藥厥之逆之
十三	二十八	二十	四	七	匕	以散三方寸匕納湯中

十三	三十九	十三	四	干	乾	彼方加乾薑五味及細辛
十三	四十五	四	十五	未	末	地氣末由以奉上
十四	十	三	三	千	干	顯見陽氣不肯干休之脈
十四	十一	六	二	苓	芩	夫誰濫與黃芩湯
十四	十八	十七	十八	九	丸	烏梅丸
十四	二十四	廿二	十七	茫	芒	亦能辨別於毫芒
十五	六	十五	十四	道	導	執行傳導之令
十五	二十一	一	二	凊	清	太陽續得下利清穀
十五	二十四	十九	十一	而	面	其人面色赤
十五	二十七	四	九、十	針機	機緘	一息不運則機緘窮

十五	三十二	十	二	曰	白	且加味與白頭翁
十五	三十五	三	十八	道	導	大腸無傳導之足言
十五	三十六	九	九	嘔	吐	服桂枝湯反吐者
十六	十	廿二	十二	人	入	入陰尤可慮也
十六	十八	十四	四	尤	猶	少陰病脈厥猶可治
十七	二	二	八	人	入	即本太陽病不解入少陰
十七	三	十三	十九	七	匕	以水和服方寸匕
十七	四	八	十一	七	匕	但以水和服方寸匕耶
十七	十	十七	三	七	匕	方寸匕
續補十二	二十三	八	十三	燥	躁	故不爲陰之躁而不煩